本草備要解説

森 由雄

はじめに

　『本草備要』は清の時代、汪昂により著された本草学の教科書である。『本草備要』は現在も、中国、台湾、日本で古典として広く読まれ、現代の本草学に多大な影響を与えている。汪昂の自序には「古より今日まで本草を著したものは数百に上るが、その中で精詳なのは李時珍の『本草綱目』である。しかしそれは大部詳細に過ぎる。薬性歌賦の類は、初学者には簡略であるが十分とは言えない」とある。『本草備要』は、中等度の分量で、大部ではなく、簡明過ぎることもない内容でたいへん優れた本草書であるが、日本語に翻訳されたものはない。『本草備要』の中には、472の薬物が記載されているが、恩師寺師睦宗先生は、108の薬を選び『臨床百味 本草備要』（漢方三考塾）という名著をまとめられた。この『臨床百味 本草備要』は、筆者にとっては座右の書であるが、漢文であり、収載された生薬の数も少なすぎる不便を感じていた。本稿『本草備要解説』では現代日本の実情に合わせて472の薬物から約200の薬物を選択し、汪昂の注は繁雑なので省略し、筆者が和訓して、簡単な〔注〕や〔解〕〔原文〕を付した。本書が、漢方、本草学を学ぶ方のお役に立てれば、これに勝る幸せはない。

　今日まで、漢方の道を導いて頂きました、寺師睦宗先生、山田光胤先生、丁宗鐵先生に深く感謝申し上げます。

2020年11月　泥亀書屋にて

森　由雄

目　　次

I

薬性総義

1. 五味の義

凡そ薬の酸は木に属し肝に入る。苦は火に属し心に入る。甘は土に属し脾に入る。辛は金に属し肺に入る。鹹は水に属し腎に入る。これ五味の義なり。

〔解〕酸、苦、甘、辛、鹹（しおからい）の五味の意味について述べている。酸、苦、甘、辛、鹹の五味を、木、火、土、金、水の五行説で説明している。また、酸、苦、甘、辛、鹹の五味を五臓に当てて述べ、酸は木に属するので肝に入り、苦は火に属するので心に入り、甘は土に属するので脾に入り、辛は金に属するので肺に入り、鹹は水に属するので腎に入る、としている。

〔原文〕凡薬酸属木入肝、苦属火入心、甘属土入脾、辛属金入肺、鹹属水入腎、此五味之義也。

2. 五色の義

凡そ青は木に属し肝に入る。赤は火に属し心に入る。黄は土に属し脾に入る。白は金に属し肺に入る。黒は水に属し腎に入る。これ五色の義なり。

〔解〕青、赤、黄、白、黒の五色を、五行説で説明している。薬の青は木に属するので肝に入り、赤は火に属するので心に入り、黄は土に属するので脾に入り、白は金に属するので肺に入り、黒は水に属するので腎に入る、としている。赤は火に属し心に入る。黄は土に属し脾に入る。白は金に属し肺に入る。黒は水に属し腎に入る。これが、青、赤、黄、白、黒の五色の意義である。

〔原文〕凡薬青属木入肝、赤属火入心、黄属土入脾、白属金入肺、黒属水入腎、此五色之義也。

3. 五味の用

凡そ薬の酸は能く渋し能く收む。苦は能く瀉し能く燥かし能く堅む。甘は能く補い能く和し能く緩くす。辛は能く散じ能く潤し能く横行す。鹹は能く下し能く堅きを軟らかくす、淡は能く竅を利し能く滲泄す。これ五味の用なり。

〔解〕酸、苦、甘、辛、鹹の五味がどのような働きを持つかについて述べている。酸は渋、則ち滞る、すらすらと進まない、ちぢむという働きがある。苦は瀉、則ち、除く、くだし、乾燥させ、固める作用がある。甘は、虚を補い、調和させ、作用を穏やかにする。辛は、発散させ、潤し、あちこちに行く。鹹は、排便させ、固いものを軟らかくする。淡は、穴を利し、通じさせ、液体を漏れさせる。これらは五味の作用、働きである。

〔原文〕凡薬酸者能濇能收。苦者能瀉能燥能堅。甘者能補能和能緩。辛者能散能潤能横行。鹹者能下能軟堅。淡者能利竅能滲泄。此五味之用也。

4. 陰陽の義

凡そ薬の寒、熱、温、涼は気なり。酸、苦、甘、辛、鹹は味なり。気は陽と為し、味は陰と為す。気の厚き者は陽中の陽、薄き者は陽中の陰。味の厚き者は陰中の陰、薄き者は陰中の陽。気薄れば則ち発泄し、濃ければ則ち発熱す。味の厚ければ則ち泄し、薄ければ則ち通ず。辛甘発散は陽と為す。酸苦涌泄は陰と為す。鹹味涌泄は陰と為す。淡味滲泄は陽と為す。軽清升浮は陽と為す。重濁沈降は陰と為す。陽気は上竅に出で、陰味は下竅に出ず。清陽は腠理を発し、濁陰は五臓を走る。清陽四肢を実し、濁陰六腑に帰す。これ陰陽の

義なり。

〔解〕薬の寒、熱、温、涼の気と酸、苦、甘、辛、鹹の味と陰陽について述べている。気は陽で、味は陰であるとして陰陽説により述べている。

〔原文〕凡薬寒、熱、温、涼、気也。酸苦甘辛鹹、味也。気為陽、味為陰。気厚者陽中之陽、薄者陽中之陰。味厚者陰中之陰、薄者陰中之陽。気薄則発泄、厚則発熱、味厚則泄、薄則通。辛甘発散為陽、酸苦涌泄為陰、鹹味涌泄為陰、淡味滲泄為陽。軽清升浮為陽、重濁沈降為陰。陽気出上竅、陰味出下竅。清陽発腠理、濁陰走五臓。清陽実四肢、濁陰帰六腑。此陰陽之義也。

5. 升降浮沈の義

凡そ薬の軽虚なる者は浮きて升る。重実なる者は沈みて降る。味薄き者は升りて生ず、気薄き者は降りて収む、気厚き者は浮きて長ず、味の厚き者は沈にして藏す、味の平なる者は、化して成る。気が厚く、味が薄い者は浮にして升る、味が厚く気が薄い者は沈にして降る、気味倶に厚い者は、能く浮き能く沈む、気味倶に薄い者は升る可く降る可し。酸鹹は升ること無し、辛甘は降ること無し、寒は浮くこと無し、熱は沈むこと無し、此れ升降浮沈の義なり。

〔解〕薬の重量、気味により、作用を類推して述べている。薬の軽いものは水に浮くので昇る作用がある。薬の重いものは水に沈むので降りる用がある。

〔原文〕凡薬軽虚者浮而升、重実者沈而降。味薄者升而生、気薄者降而收、気厚者浮而長、味厚者沈而藏、味平者化而成。気厚味薄者浮而升、味厚気薄者沈而降、気味倶厚者能浮能沈、気味倶薄者可升可降。

酸鹹無升、辛甘無降、寒無浮、熱無沈、此升降浮沉之義也。

6. 薬用以類相従

　凡そ薬の根の土中に在る者は、半身以上は則ち上升す、半身以下は則ち下降す。薬の枝為る者は四肢に達す。皮為る者は皮膚に達す。心為る、幹為る者は臓腑に内行す。質の軽き者は上りて心肺に入り、重き者は下りて肝腎に入る。中空なる者は表を発す。内実なる者は裏を攻む。枯燥の者は気分に入り、潤澤の者は血分に入る。此れ上下内外、各々其の類を以て相従うなり。

〔解〕薬が根の部分にあるものは、根の半分以上、上にあるものは体の上に昇り、根の半分以下、下にあるものは体の下に下降する。枝の部分を薬用とするものは、四肢に行く。皮の部分を薬用とするものは、皮膚に行く。薬が中心部を用いるものは、臓腑に行く。薬の軽いものは、昇って心肺に入り、重いものは下降して肝腎に入る。薬材の中空なものは、表を発する効果があり、薬材の充実したものは裏を攻める効果がある。枯れて乾燥したものは気分に入り、潤澤の薬材は血分に入る、ということを述べている。

〔原文〕凡薬根之在土中者、半身以上則上升、半身以下則下降。薬之為枝者達四肢、為皮者達皮膚、為心、為干者内行臓腑。質之軽者上入心肺、重者下入肝腎。中空者発表、内実者攻裡。枯燥者入気分、潤澤者入血分。此上下内外、各以其類相従也。

7. 薬入諸経

　凡そ薬の色青く、味酸く、気臊(あぶらぐさ)く、性木に属する者は、皆、足厥陰肝、足少陽胆経に入る。色赤く、味苦く、気焦し、性火に属す

る者は、皆、手の少陰心、手の太陽小腸経に入る。色黄く、味甘く、気香く、性土に属する者は、皆、足の太陰脾、足の陽明胃経に入る。色白く、味辛く、気腥（なまぐさ）く、性金に属する者は、皆、手の太陰肺、手の陽明大腸経に入る。色黒く、味鹹く、気腐く、性水に属する者は、皆、足の少陰腎、足の太陽膀胱経に入る。十二経の中、惟だ手の厥陰心包、手の少陽三焦経のみ主る所無し。其の経、足の厥陰少陽に通ず。厥陰は血を主る、諸薬の肝経の血分に入る者は、併せて心包に入る。少陽は、気を主る。諸薬の胆経気分に入る者は、併せて三焦に入る。命門相火、於胆三焦心包絡に散行す。故に命門に入る者は、併せて三焦に入る。此れ諸薬の諸経に入るの部分なり。

〔解〕薬材の色、気味によって、薬がどの経絡に入るかを述べている。

〔原文〕凡薬色青、味酸、気臊、性属木者、皆入足厥陰肝、足少陽胆経。色赤、味苦、気焦、性属火者、皆入手少陰心、手太陽小腸経。色黄、味甘、気香、性属土者、皆入足太陰脾、足陽明胃経。色白、味辛、気腥、性属金者、皆入手太陰肺、手陽明大腸経。色黒、味鹹、気腐、性属水者、皆入足少陰腎、足太陽膀胱経。十二経中、惟手厥陰心包、手少陽三焦経無所主、其経通于足厥陰少陽。厥陰主血諸薬入肝経血分者、並入心包。少陽主気、諸薬入胆経気分者、並入三焦。命門相火、散行于胆三焦心包絡、故入命門者、併入三焦。此諸薬入諸経之部分也。

8. 薬物六情異同の義

薬に相須つ（ま）者有り、同類にして離るべからざるなり。相使とする者は、我の佐使なり。相悪む者は、我の能を奪うなり。相畏る者は、彼の制を受くるなり。相反する者は、両に合わすべからざるなり。相殺する者は、彼の毒を制するなり。此れ異同の義なり。

〔解〕薬の相須つもの、相使うもの、相悪むもの、相畏るもの、相反するもの、相殺すものについて述べている。

〔原文〕薬有相須者、同類而不可離也。相使者、我之佐使也。相悪者、奪我之能也。相畏者、受彼之製也。相反者、両不可合也。相殺者、製彼之毒也、此異同之義也。

9. 五臓補瀉の義

　肝は急を苦む。急に甘を食して以て之を緩む。肝は散を欲す。急に辛を食して以て之を散ず。辛を以て之を補う。酸を以て之を瀉す。心は緩を苦む。急に酸を食して以て之を收む。心は軟を欲す。急に鹹を食して以て之を軟らかにす。鹹を以て之を補う。甘を以て之を瀉す。脾は湿を苦む。急に苦を食して以て之を燥す。脾は緩を欲す。急に甘を食して以て之を緩くす。甘を以て之を補う。苦を以て之を瀉す。肺は気の上逆を苦む。急に苦を食して以て之を瀉す。肺は収を欲す。急に酸を食して以て之を收む。酸を以て之を補う。辛を以て之を泄す。腎は燥を苦む。急に辛を食して以て之を潤す。腎は堅を欲す。急に苦を食して以て之を堅む。苦を以て之を補う。鹹を以て之を瀉す。此れ五臓補瀉の義なり。

〔解〕五臓の苦む、欲すということについて述べている。

〔原文〕肝苦急、急食甘以緩之。肝欲散。急食辛以散之。以辛補之、以酸瀉之。心苦緩、急食酸以収之。心欲軟、急食鹹以軟之。以鹹補之、以甘瀉之。脾苦湿、急食苦以燥之。脾欲緩、急食甘以緩之。以甘補之、以苦瀉之。肺苦気上逆。急食苦以瀉之。肺欲収、急食酸以収之。以酸補之、以辛泄之。腎苦燥、急食辛以潤之。腎欲堅、急食苦以堅之。以苦補之、以鹹瀉之。此五臓補瀉之義也。

10. 六淫主治薬

　風内に淫すれば、治するに辛涼を以てす。佐くるに苦甘を以てす。甘を以て之を緩くす。辛を以て之を散ず。熱内に淫すれば、治するに鹹寒を以てし、佐くるに苦甘を以てす、酸を以て之を収め、苦を以て之を発す。湿内に淫すれば、治するに苦熱を以てし、佐くるに酸淡を以てす。苦を以て之を燥す。淡を以て之を泄す。火内に淫すれば、治するに鹹冷を以てし、佐くるに苦辛を以てす。酸を以て之を収め、苦を以て之を発す。燥内に淫すれば、治するに苦温を以てし、佐くるに甘辛を以てす。苦を以て之を下す。寒内に淫すれば、治するに甘熱を以てし、佐くるに苦辛を以てす。鹹を以て之を瀉し、辛を以て之を潤し、苦を以て之を堅くす。此れ六淫の主治、各おの宜き所有り。故に薬性宜しく明らかにして施用は審を貴ぶなり。

〔解〕『素問』の至真要大論を引用して、六淫の邪気の治療について述べている。

〔原文〕風淫於内、治以辛涼、佐以苦甘、以甘緩之、以辛散之。熱淫於内、治以鹹寒、佐以苦甘、以酸收之、以苦発之。湿淫於内、治以苦熱、佐以酸淡、以苦燥之、以淡泄之。火淫於内、治以鹹冷、佐以苦辛、以酸收之、以苦発之。燥淫於内、治以苦温、佐以甘辛、以苦下之。寒淫於内、治以甘熱、佐以苦辛、以鹹瀉之、以辛潤之、以苦堅之。此六淫主治各有所宜、故薬性宜明而施用貴審也。

11. 相生相応の義

　人の五臓は、五行、金木水火土に応ず。子母は相生ず。経に曰く、虚すれば則ち其の母を補い、実すれば則ち其の子を瀉す。又た曰

く、子は能く母をして実せしむ。如えば、腎は肝の母なり。心は肝
の子なり。故に肝に入る者は、並びに腎と心に入る。肝は心の母な
り。脾は心の子なり。故に心に入る者は、並びに肝と脾に入る。心
は脾の母なり。肺は脾の子なり。故に脾に入る者は、並びに心と肺
に入る。脾は肺の母なり。腎は肺の子なり、故に肺に入る者は、並
びに脾と腎に入る。肺は腎の母なり、肝は腎の子なり。故に腎に入
る者は、並びに肺と肝に入る。此れ五行の相生、子母相応の義なり。
〔解〕ここでは、五行相生について述べている。
〔原文〕人之五臓應五行金木水火土、子母相生。経曰、虚則補其母、
実則瀉其子。又曰、子能令母実。如腎為肝母、心為肝子、故入肝者、
並入腎與心。肝為心母、脾為心子、故入心者、並入肝與脾。心為脾母、
肺為脾子、故入脾者、並入心與肺。脾為肺母、腎為肺子、故入肺者、
並入脾與腎。肺為腎母、肝為腎子、故入腎者、並入肺與肝。此五行相生、
子母相應之義也。

12．五行相克の義

　酸は筋を傷る。辛は酸に勝つ。苦は気を傷る。鹹は苦に勝つ。甘
は肉を傷る。酸は甘に勝つ。辛は皮毛を傷る。苦は辛に勝つ。鹹は
血を傷る。甘は鹹に勝つ。此れ五行相克の義なり。
〔解〕ここでは、五行相克について述べている。
〔原文〕酸傷筋、辛勝酸。苦傷気、鹹勝苦。甘傷肉、酸勝甘。辛傷皮毛、
苦勝辛。鹹傷血、甘勝鹹。此五行相克之義也。

13．五病所禁

　酸は筋に走る。筋の病は、多く酸を食する毋れ。筋は酸を得れば、

則ち拘攣し、收引益ます甚だしきなり。苦は骨に走る。骨の病は、多く苦を食する毋れ。骨、苦を得れば、則ち陰、益ます甚だしく、重くして挙げ難きなり。甘は肉に走り、肉の病は多く甘を食する毋れ。肉、甘を得れば、則ち気を壅ぎ、臚腫れ益ます甚だしきなり。辛は気に走る。気の病は多く辛を食する毋れ。気辛を得れば、則ち散じて益ます虚するなり。鹹は血に走る。血の病は多く鹹を食する毋れ、血、鹹を得れば則ち凝澀して口渇くなり。此れ五病の禁ずる所なり。

〔解〕病気において、禁止する食物について述べている。

〔原文〕酸走筋、筋病毋多食酸、筋得酸、則拘攣收引益甚也。苦走骨、骨病毋多食苦。骨得苦、則陰益甚重而難擧也。甘走肉、肉病毋多食甘、肉得甘、則壅気臚腫益甚也。辛走気、気病毋多食辛、気得辛、則散而益虚也。鹹走血、血病毋多食鹹、血得鹹、則凝澀而口渇也。此五病之所禁也。

14. 形性気質

薬の物為る、各おの形性気質有り。其の諸経に入るや、形に因りて相類する者有り。性に因りて相従う者有り。気に因りて相求むる者有り。質に因りて相同じき者有り。自然の理、以て意得ずべきなり。

〔解〕薬の形性気質について述べている。

〔原文〕薬之為物、各有形性気質。其入諸経、有因形相類者。有因性相従者。有因気相求者。有因質相同者。自然之理、可以意得也。

15. 薬物命名

　薬に形を以て名づける者有り。人参、狗脊の類、是なり。色を以て名づける者有り、黄連、黒参の類、是なり。気を以て名づくる者有り。豨薟、香薷の類、是なり。味を以て名づける者有り。甘草、苦参の類、是なり。質を以て名づける者有り。石膏、石脂、帰身、帰尾の類、是なり。時を以て名づける者有り、夏枯、款冬の類、是なり。能を以て名づける者有り。何首烏、骨砕補の類、是なり。

〔解〕薬物の命名の仕方について述べている。

〔原文〕藥有以形名者、人参、狗脊之類是也。有以色名者、黄連、黒参之類是也。有以気名者、豨薟、香薷之類是也。有以味名者、甘草、苦参之類是也。有以質名者、石膏、石脂、帰身、歸尾之類是也。有以時名者、夏枯、款冬之類是也。有以能名者、何首烏、骨砕補之類是也。

16. 炮製

　凡そ薬の火製は四、煆、煨、炙、炒なり。水製は三、浸、泡、洗なり。水火共製は二、蒸、煮なり。酒製は、升提す。姜製は温散す。塩を入れれば腎に走りて、堅を軟らげ、醋を用うれば肝に注ぎて收斂す。童便製は、劣性を除きて降下す。米泔製は、燥性を去りて中を和す。乳製は枯を潤し血を生ず。蜜製は甘にして緩くし元を益す。陳壁土製は、土気を借りて以て中州を補う。麵煨麹製は、酷性を抑えて上膈を傷むこと勿からしむ。烏頭甘草湯漬は、並びに毒を解し平和せしむるを致す。羊酥、猪脂の塗燒は、咸、骨を参し容易に脆断せしむ。穰を去る者は脹を免る。心を去る者は煩を除く、此れ製治各おの宜しき所有るなり。

〔注〕泔は、米のとぎ汁。麹は、こうじ、酒のこと。

〔解〕炮製について述べている。

〔原文〕凡薬火製四、煆煨炙炒也。水製三、浸泡洗也。水火共製二、蒸煮也。酒製升提、姜製温散。入塩走腎而軟堅、用醋注肝而収斂、童便製、除劣性而降下。米泔製、去燥性而和中。乳製潤枯生血、蜜製甘緩益元。陳壁土製、借土気以補中州。麺裏曲製、抑酷性勿傷上膈。鳥頭甘草湯漬、並解毒致令平和。羊酥、豬脂塗燒、鹹滲骨容易脆断。去穣者免脹、去心者除煩、此製治各有所宜也。

17. 薬材鑑別

　薬の用為る、或は地道真ならざれば、則ち美悪迥に別なり。或は市肆偽を飾れば、則ち気味全く乖く。或は收采時に非ざれば、則良楛質を異にす。或は頭尾誤り用うれば、則ち呼応霊ならず。或は製治精ならざれば、則ち功力大いに減ず。用うる者察せざれば、咎を於薬の功罔きに帰せんと顧う。之を譬えば兵精練せず。以て寇を蕩い敵に克たんと思えど、適に衆を覆すを以て尸を輿せるがごときなり。治療の家、其れ忽諸べけんや。『千金』に云う、凡そ薬須治して擇び熬泡し畢なり、然る後に秤り用う。生じて秤ることを得ざると。湿潤の薬は皆先づ分両を増し、燥きて乃ち之を秤る。

〔注〕地道は、大地に備わる道。迥は、はるか遠いこと。肆は、ほしいままの意味。乖は、そむく、異なる意味。楛は、粗い、粗末の意味。罔は、ないという意味。尸は、しかばね、死骸のこと。忽諸は、たちまち、なおざりの意味。熬は、いる、焼く意味。

〔解〕産地、収穫時期、用いる部位などの薬の鑑別について述べている。

〔原文〕薬之為用、或地道不真、則美悪迥別。或市肆飾偽、則気味全乖。或收采非時、則良楛異質。或頭尾誤用、則呼應不霊。或製治不精、則

功力大減。用者不察。顧帰咎于薬之罔功。譬之兵不精練、思以蕩寇克敵、適以覆衆輿尸也。治療之家、其可忽諸。千金云、凡薬須治擇熬泡畢、然後秤用。不得生秤、湿潤薬皆先増分両、燥乃秤之。

II

本草備要――本文

1. 黄耆 （おうぎ）

気を補い、表を固くす、生も亦た火を瀉す。甘温。生にて用うれ
ば表を固む、汗無きは能く発し、汗有るは能く止む。分肉を温め、
腠理を実す、肺気を補い、陰火を瀉し、肌熱を解す。炙りて用うれ
ば中を補い、元気を益し、三焦を温め、脾胃を壮にす。血を生じ肌
を生ず。膿を排し、瘡癰を内托する聖薬なり。痘症起らず。陽虚に
して熱無き者は之に宜し。補薬の長と為す。故に耆と名づく。皮黄
にして、肉白く、堅実の者は良し。中を補う薬に入り槌き扁じて、
蜜にて炙す。表に達すれば生にて用う。茯苓は使と為す。龜甲、白
鮮皮を悪む。防風を畏る。

〔注〕分肉は、筋肉のこと。腠理は汗腺のこと。三焦は人体の部位を
指す言葉で、上焦（胸郭）、中焦（臍部より横隔膜まで）、下焦（臍部以下の
部分）に分けられる。瘡癰は皮膚化膿性病変を指す。内托とは、気血
を補う薬を用いて毒を持ち上げて、体外に排出することである。

〔解〕黄耆は補薬の代表薬である。黄耆建中湯、防已黄耆湯、玉屏風散、
千金内托散、桂枝加黄耆湯などに配合される。

黄耆 Astragali Radix は、マメ科のキバナオウギ *Astragalus
membranaceus* Bunge 又はナイモウオウギ *Astragalus mongholicus* Bunge
の根。

〔原文〕補気、固表、瀉火甘温。生用固表、無汗能発、有汗能止。温
分肉、実腠理、瀉陰火、解肌熱。炙用補中、益元気、温三焦、壮脾胃。
生血生肌、排膿内托、瘡癰聖薬。痘症不起、陽虚無熱者宜之。為補薬
之長、故名耆。皮黄肉白、堅実者良。入補中薬槌扁、蜜炙。達表生用。
茯苓為使。悪龜甲、白鮮皮。畏防風。

2. 甘草 （かんぞう）

補有り瀉有り。表を能くし裏を能くす。升るべく降るべし。味甘。生にて用うれば、気平。脾胃不足を補いて心火を瀉す。炙りて用うれば、気は温となる。三焦の元気を補いて表寒を散ず。和剤に入るれば則ち補益す。汗剤に入るれば則ち解肌す。涼剤に入るれば則ち邪熱を瀉す。峻剤に入るれば則ち正気を緩くす。潤剤に入るれば則ち陰血を養う。能く諸薬を協和し、之をして争わざらしむ。肌を生じ痛を止む。十二経を通行し、百薬の毒を解す。故に國老の称あり。中満の証には之を忌む。大にして結する者は良し。中を補うには、炙りて用う。火を瀉するには、生にて用う。莖中に達するには梢を用う。白朮、苦参、乾漆は使となす。遠志を悪む。大戟、芫花、甘遂、海藻に反す。然れども亦た並に用うる者有り。

〔注〕争わざらしむは、争わないようにすること。中満は腹中が張って膨満する症状を指す。

〔解〕甘草は、諸薬を調和する薬であり、甘草湯、芍薬甘草湯、甘草茯苓湯、炙甘草湯、桂枝湯、麻黄湯、葛根湯、小青竜湯、理中湯、四逆湯、調胃承気湯、小建中湯、小柴胡湯、白虎湯などに配合される。

甘草は、マメ科のウラルカンゾウ *Glycyrrhiza uralensis* Fischer、ナンキンカゾウ *Glycyrrhiza glabra* L. などの根および匍匐茎である。

〔原文〕有補有瀉、能表能裏、可升可降味甘。生用気平、補脾胃不足而瀉心火。炙用気温、補三焦元気而散表寒。入和剤則補益、入汗剤則解肌、入涼剤則瀉邪熱、入峻剤則緩正気、入潤剤則養陰血。能協和諸薬、使之不争。生肌止痛、通行十二経、解百薬毒、故有國老之称。中満証忌之。大而結者良。補中炙用、瀉火生用、達莖中用梢。白朮、苦参、干漆為使。悪遠志。反大戟、芫花、甘遂、海藻。然亦有並用者。

3. 人参 (にんじん)

大いに元気を補う。生は、また火を瀉す。生は甘苦、微涼。熟は甘温。大いに肺中の元気を補う。火を瀉し、土を益し、金を生ず。目を明らかにし、心を開き、智を益し、精神を安んじ、驚悸を定む。煩渇を除き、血脈を通じ、堅積を破り、痰水を消す。虚労内傷、発熱自汗、多夢紛紜、嘔噦反胃、虚咳喘促、瘧痢滑瀉、淋瀝脹満、中暑、中風及び一切の血証を治す。黄潤緊實は、人形に似たる者は良し。蘆を去りて用う。補剤は熟を用う。火を瀉するは、生を用う。煉膏し服せば、能く元気を無何有の郷に回す。参生ずる時は陽に背き、陰に向う。風日を喜まず。焙りて用うるに宜し。鉄を忌む。茯苓は使と為す。五霊脂を畏れ、皂莢、黒豆、紫石英、人溲、鹹鹵を悪み、藜蘆に反す。人参蘆、能く痰涎を涌吐す。体虚の人、之を用いて、以って瓜蒂に代う。

〔注〕積は、腹部の腫瘤で疼痛や張れが強く固定して移動しないもの。紛紜はみだれること。反胃は、嘔吐する病気で、現在の食道癌、胃癌に相当する疾患と考えられる。瘧はマラリアのこと。淋瀝は、排尿困難となる病気で、尿路結石症、前立腺肥大症に相当する疾患と考えられる。中暑は暑気あたりのこと。中風は脳血管障害のこと。蘆は、人参の髭をさす。

〔解〕人参は、気を補う薬の代表薬である。独参湯、人参湯、四君子湯、六君子湯、補中益気湯、白虎加人参湯、帰脾湯などに配合される。

人参は、ウコギ科 Araliaceae のオタネニンジン *Panax ginseng* C. A. Meyer の根である。

〔原文〕大補元気、生亦瀉火、生甘苦微涼、熟甘温。大補肺中元気、瀉火、益土、生金。明目、開心益智、添精神、定驚悸、除煩渇、通血脈、

破堅積、消痰水。治虚労内傷、発熱自汗、多夢紛紜、嘔噦反胃、虚咳
喘促、瘧痢滑瀉、淋瀝脹満、中暑、中風及一切血証。黄潤緊実、似人
形者良。去蘆用。補剤用熟、瀉火用生。煉膏服、能回元気於無何有之郷。
参生時背陽向陰、不喜風日、宜焙用、忌鐵。茯苓為使。畏五靈脂。悪
皀莢、黒豆、紫石英、人溲、咸鹵。反藜蘆、人参蘆能涌吐痰涎、体虚
人用之、以代瓜蒂。

4. 沙参 (しゃじん)

　陰を補い、肺火を瀉す。甘苦にして微寒。味は淡く体は軽し。専
ら肺気を補う。因って脾と腎とを益す。久嗽肺痿で、金は火克を受
くる者、之に宜し。寒、肺中に客し嗽を作す者は服す勿れ。人参に
似て体軽く、鬆く、白実の者は良し。沙地に生ずる者は長大なり。
黄土に生ずる者は瘦小なり。防己を畏れ、黎蘆を反す。

〔注〕肺痿は、肺結核様疾患のこと。金は火克とは、五行説で火は金
に勝つということ。

〔解〕沙参は、沙参麦冬湯、益胃湯などに配合される。

　沙参は、キキョウ科 Campanulaceae のツリガネニンジン
Adenophora triphylla（Thunb）A. DC. などの根である。

〔原文〕補陰、瀉肺火甘苦微寒。味淡体軽、専補肺虚、清肺養肝、兼
益脾腎。久嗽肺痿、金受火克者宜之、寒客肺中作嗽者勿服。似人参而
体軽、白実者良、生沙地者長大、生黄土者瘦小。畏防己。反黎蘆。

5. 白朮 (びゃくじゅつ)

　脾を補い湿を燥す。苦は湿を燥す。甘は脾を補う。温は中を和す。
血に在りては血を補い、気に在りては気を補う。汗無きは能く発す。

汗有るは能く止む。湿を燥かせば、則ち能く小便を利し、津液を生じ、泄瀉を止め、痰水腫満、黄胆湿痺を消す。脾を補えば則ち能く飲食を進む。労倦を去り、肌熱を止め、癥癖を化す。中を和すれば、則ち能く嘔吐を已め、痛を定め、胎を安んず。血燥湿無き者は用うることを禁ず。能く膿を生じ痛を作す。潰瘍之を忌む。肥白の者は浙地に出づ。雲頭朮と名づく。燥白の者は宣歙に出づ。狗頭朮と名づく。やや浙に勝れり。糯米泔を用いて浸す。陳壁土にて炒る。或は蜜水にて炒る。人乳に拌ぜ用う。

〔注〕労倦は、疲れる、くたびれること。癥癖は、腹部腫瘤のこと。

〔解〕白朮は、四君子湯、参苓白朮散、理中湯、防已黄耆湯、玉屏風散などに配合される。

　白朮は、キク科 Compositae のオオバナオケラ *Atractylodes ovata* の根茎を乾燥したもの。

〔原文〕補脾燥湿苦燥湿、甘補脾、温和中。在血補血、在気補気、無汗能発、有汗能止。燥湿則能利小便、生津液、止泄瀉、消痰水腫満、黄胆湿痺。補脾則能進飲食、祛労倦、止肌熱、化症癖。和中則能已嘔吐、定痛安胎。血燥無湿者禁用。能生膿作痛、潰瘍忌之。肥白者出浙地、名云頭朮。燥白者出宣歙、名狗頭朮、差勝於浙。用糯米泔浸、陳壁土炒、或蜜水炒、人乳拌用。

6. **蒼朮** (そうじゅつ)

　脾を補い、湿を燥す。宣。気を升し、鬱を散ず。甘温、辛烈。胃を燥かし脾を強くす、汗を発し、湿を除く。能く胃中の陽気を升発す。吐瀉を止め、痰水を逐い、腫満を消し、悪気を辟る。風寒湿を散ず。痿を治する要薬為り。又た能く総て痰、火、気、血、湿、食、

六鬱及び脾湿下流、腸風帯濁を解す。燥結し汗多き者は用いること
を忌む。茅山に出で、堅小にて硃砂點有る者は良し。糯米泔に浸し、
切片に焙りて乾す。芝麻と同に炒り。以て其の燥を製す。二朮、皆
な防風、地楡を使と為す。主治は略同じ、ただ汗を止め汗を発する
の異有るのみ。古方、本草は蒼、白を分けず。陶隠君言く、両種有
りと、始めて各おの施し用う。

〔注〕六鬱は、痰、火、気、血、湿、食の六種類の鬱症のこと。脾湿
下流とは、脾の働きが低下して下痢を生ずること。腸風は大腸などの
消化管出血のこと。燥結は、熱性疾患により生じた便秘のこと。陶隠
君は、陶弘景のことで、『本草経集注』などの著作がある。

〔解〕日本漢方では「朮」とあればほとんどすべて蒼朮を用いる。蒼
朮は、二朮湯、薏苡仁湯、疎経活血湯、大防風湯、平胃散、胃苓湯な
どに配合される。

　蒼朮は、キク科 Compositae のホソバオケラ *Atractylodes lancea* De
Candolle、*Atractylodes schinensis* Koidzumi 又はそれらの雑種の根茎で
ある

〔原文〕補脾燥湿、宣、升陽散鬱甘温辛烈。燥胃強脾、発汗除湿、能
升発胃中陽気、止吐瀉、逐痰水、消腫満、辟悪気。散風寒湿、為治痿
要薬。又能総解痰、火、気、血、湿、食六鬱、及脾湿下流、腸風帯濁。
燥結多汗者忌用。出茅山堅小有朱砂点者良。糯米泔浸焙乾、同芝麻炒、
以製其燥。二朮皆防風、地楡為使、主治略同、第有止汗発汗之異。古
文本草不分蒼、白、陶隠君言有両種、始各施用。

7. 遠志 （おんじ）

心腎を補う。苦。熱を泄す。壮気を温む。鬱を辛散す。手少陰を

主る。能く腎気を通ず。心を上達す。志を強くす。智を益す。精を補う。陽を壮にす。耳を聰にす。目を明らかにす。九竅を利す。肌肉を長ず。筋骨を助ける。迷惑善忘、驚悸夢泄、腎積奔豚、一切癰疽を治す。心を去り、甘草と一宿水浸して用う。真珠、藜蘆を畏れ、茯苓、竜骨を得て良し。

〔注〕手少陰は、経絡の手少陰心経のこと。迷惑は、心がまよい、まどうこと。善忘は、しばしば忘れること。驚悸は、驚きおそれて、おののくこと。夢泄は、夢をみて精液を漏らすこと。腎積は、奔豚病のことである。癰疽は、化膿性皮膚病変のこと。

〔解〕遠志は、帰脾湯、加味帰脾湯、人参養栄湯などに配合される。

遠志は、ヒメハギ科 Polygalaceae のイトヒメハギ *Polygala tenuifolia* Willdeno の根である。

〔原文〕補心腎苦泄熱、温壮気、辛散鬱。主手少陰、能通腎気上達於心。強志益智、補精壮陽、聰耳明目、利九竅、長肌肉、助筋骨。治迷惑善忘、驚悸夢泄、腎積奔豚、一切癰疽去心、甘草水浸一宿用。畏真珠、藜蘆、得茯苓、竜骨良。

8. 牛膝 (ごしつ)

肝腎を補う。悪血を瀉す。苦酸にして平。足厥陰、少陰経の薬なり。能く諸薬を引きて下行す。酒にて蒸せば則ち甘酸にして温。肝腎を益す。筋骨を強くす。腰膝骨痛、足痿え筋攣、陰痿、失溺、久瘧下痢、傷中少気を治す。生にて用うれば則ち、悪血を散じ、癥結を破る。心腹諸痛、淋痛尿血、経閉産難、喉痺歯痛、癰腫悪瘡、金瘡傷折を治す。竹木刺を出す。性下行にして竅を滑す。夢遺失精、及び脾虚下陥し、因て腿膝腫痛の者は、用うることを禁ず。西川及

び懷慶府に出ず。長大肥潤の者は良し。下行するは生にて用う。滋
補の薬に入るるは酒に浸して蒸す。龜甲を悪み。白前を畏れ。羊肉
を忌む。

〔注〕足厥陰は、足厥陰肝経、少陰経は、足少陰腎経のこと。陰痿は、
勃起不全。失溺は尿が漏れること。瘧はマラリアのこと。傷中は、中
（内臓、臓腑）を傷ること。少気は、気が少ないこと。癥結は、腹部腫
瘍のこと。淋痛尿血は、尿路感染症を指す。

〔解〕牛膝は、牛車腎気丸、疎経活血湯、大防風湯などに配合される。

　牛膝は、ヒユ科 Amaranthaceae の牛膝 イノコズチ *Acyranthes
bidentata* Blume の根を乾燥したもの。

〔原文〕補肝腎、瀉悪血苦酸而平。足厥陰、少陰経薬、能引諸薬下行。
酒蒸則甘酸而温、益肝腎、強筋骨、治腰膝骨痛、足痿筋攣、陰痿失溺、
久瘧下痢、傷中少気。生用、則散悪血、破症結、治心腹諸痛、淋痛尿血、
経閉産難、喉痺歯痛、癰腫悪瘡、金瘡傷折、出竹木刺。然性下行而滑竅、
夢遺失精及脾虚下陥、因而腿膝腫痛者禁用。出西川及懷慶府、長大肥
潤者良。下行生用、入滋補薬酒浸蒸。悪龜甲。畏白前。忌羊肉。

9. 甘菊花 (かんきくか)

　風温を去る。肺腎を補う。目を明らかにす。味は甘苦を兼ね、性
稟は平和なり。備て四気を受く。飽くまで霜露を経す。金、水の精
を得ること、居多し。能く金、水二臓を益し、以て火を製して、木
を平にす。木平なれば則ち風息む、火降れば則ち熱除かる。故に能
く目血を養い、翳膜を去る。頭目眩暈を治す。濕痺游風を散ず。単
瓣の味甘きものを以て、薬に入る。朮、枸杞、地骨皮は使と為す。
黄なるものは陰分に入る。白き者は陽分に入る。紫のものは血分に

入る。薬とすべく、餌とすべく、醸すべく枕にすべし。本経は之を
上品に列す。

〔注〕四気は四時（春夏秋冬）の気のこと。金は肺を、水は腎を、木は
肝を、火は心を、意味する。居多は、大部分を占める意味。翳膜はか
すみ眼のこと。飽はあくまで、十分という意味。本経は『神農本草経』
のこと。菊花は『神農本草経』の上品にある。

〔解〕甘菊花と菊花は同じものである。菊花は、よく眼病に用い、釣
藤散、杞菊地黄丸、桑菊飲などに配合される。

　菊花は、キク科 Compositae のキク *Chrysanthemum morifolium*
Ramat. の頭花を乾したものである。

〔原文〕袪風温、補肺腎、明目味兼甘苦、性稟平和、備受四気、飽経
霜露、得金、水之精居多。能益金、水二臓、以製火而平木。木平則風息、
火降則熱除。故能養目血、去翳膜。治頭目眩暈、散湿痺游風。以單瓣
味甘者入薬。朮、枸杞、地骨皮為使。黄者入陰分、白者入陽分。紫者
入血分。可薬可餌、可醸可枕、本経列之上品。

10. 五味子 (ごみし)

肺腎を補う。精気を渋す。性温。五味倶に備わる。酸鹹を多とす、
故に専ら肺気を収斂し腎水を滋す。気を益し、津を生じ、陰を強め
精を濇す。虚を補い、目を明らかにす。熱を退け汗を斂め、嘔を止
め瀉を住め、嗽を寧らかにし喘を定む。煩渇を除き、水腫を消し、
酒毒を解す。耗散の気を收む。瞳子散大す。嗽初めて起り、脈数に
して実火有るものは用うることを忌む。北産の紫黒なるは良し。滋
補の薬に入るは蜜に浸し蒸す。労嗽の薬に入るるは生にて用う。倶
に槌にて核を砕く。南産は色紅にして枯る、若し風寒肺に在れば南

のものに宜し。蓯蓉は使となす。葳蕤を悪み。熬りて膏は良し。

〔注〕住はとめる意味。労嗽は、肺結核による咳嗽のこと。蓯蓉は肉蓯蓉のこと。熬は、煎る、加熱すること。膏は、薬を煮詰めてつくったもの。

〔解〕五味子は、小青竜湯、苓甘姜味辛夏仁湯などに配合される。

　五味子は、マツブサ科 Schisandraceae のチョウセンゴミシ *Schisandra chinensis* Baillon の果実である。

〔原文〕補肺腎、濇精気。性温。五味俱備、酸鹹為多、故專收斂肺気而滋腎水。益気生津、補虚明目、強陰濇精、退熱斂汗、止嘔住瀉、寧嗽定喘、除煩渇、消水腫、解酒毒、收耗散之気、瞳子散大。嗽初起脈數有実火者忌用。北産紫黒者良。入滋補薬蜜浸蒸、入労嗽薬生用、俱槌碎核。南産色紅而枯、若風寒在肺宜南者。蓯蓉為使。悪葳蕤。熬膏良。

11.　天門冬 (てんもんどう)

　肺火を瀉す。腎水を補う。燥痰を潤す。甘苦。大寒。手太陰肺に入り、金を清し火を降す。水之上源を益す。下は足少陰腎に通ず。腎を滋し燥を潤す。渇を止め痰を消す。肌膚を澤す。二便を利す。肺痿、肺癰、膿を吐き、血を吐き、痰嗽、喘促、溢乾、消渇、虚労、骨蒸、陰虚、火有るの症を治す。しかも性冷利、胃虚、無熱及び瀉する者には用うることを忌む。肥大明亮なるものを取りて、心皮を去り、酒にて蒸す。地黄、貝母を使とす。鯉魚を悪む。

〔注〕手太陰肺は経絡の手の太陰肺経のこと。金は肺を指す。水之上源について、肺は水之上源であるとされている。足少陰腎は経絡の足の少陰腎経のこと。澤は、うるおすこと。肺痿は気管支炎、肺結核様疾患を指す。肺癰は肺化膿症に相当する。痰嗽喘促は気管支炎を指す。

溢乾はのどが乾く症状、消渇は、糖尿病様疾患。虚労骨蒸は肺結核様疾患。

〔解〕天門冬は、滋陰降火湯などに配合される。

　天門冬は、ユリ科のクサスギカズラ *Asparagus cochinchinensis* である。

〔原文〕瀉肺火、補腎水、潤燥痰甘苦大寒、入手太陰気分、清金降火、益水之上源、下通足少陰腎。滋腎潤燥、止渇消痰、澤肌膚、利二便。治肺痿腫癰、吐膿吐血、痰嗽喘促、消渇溢乾、足下熱痛、虚労骨蒸、陰虚有火之証。然性冷利、胃虚無熱及瀉者忌用。取肥大明亮者、去心皮、酒蒸。地黄、貝母為使、悪鯉魚。

12. 麦門冬 (ばくもんどう)

　肺を補い、心を清し、熱を瀉し、燥を潤す。甘微。苦寒。心を清し肺を潤す。陰を強め精を益す。煩を除き熱を瀉す。痰を消し嗽を止め、津を生じ水を行らす。嘔吐、痿躄、虚労、客熱、脈絶、短気、肺痿、吐膿、血熱妄行、経枯乳閉を治す。また能く目を明らかにす。ただ性寒にして泄す。気弱く胃寒の人には用うることを禁ず。肥大のものは良し。心を去り用う。滋補の薬に入るは、酒に浸す。地黄、車前を使とす。款冬花を悪み、苦参、青箱、木耳を畏る。

〔注〕痿躄は手足が萎えて力が入らず冷える病気。虚労は五臓の全てが虚して不足して生ずる疾病のこと。脈絶は、不整脈のこと。短気は息切れのこと。肺痿は、肺結核様疾患。吐膿は、膿を吐くこと。血熱妄行は、血に熱を持ち出血し易い状態のこと。妄行は、むちゃなことをする、でたらめをすること。経枯は、月経が枯れること。乳閉は、乳汁分泌減少症のこと。

〔解〕麦門冬は、咳嗽に用いられ、麦門冬湯、竹葉石膏湯、生脈散、沙参麦冬湯などに配合される。

　麦門冬は、ユリ科 Liliaceae の多年草、ジャノヒゲ Ophiopogon japonicus Ker-Gawler、コヤブラン Liriope spicata Lour. の根の膨らんだ部分である。

〔原文〕補肺、清心、瀉熱、潤燥。甘微。苦寒。清心潤肺、強陰益精、除煩瀉熱、消痰止嗽、生津行水。治嘔吐、痿蹶、虚労、客熱、脈絶、短気、肺痿、吐膿、血熱妄行、経枯乳閉。又能明目、但性寒而泄、気弱胃寒人禁用。肥大者良、去心用。入滋補薬酒浸。地黄、車前為使。悪款冬花、苦参、青葙、木耳。

13.　款冬花 (かんとうか)

　肺を潤し、熱を瀉し、嗽を止む。辛温。純陽。熱を瀉し肺を潤す。痰を消し煩を除く。驚を定め、目を明らかにす。咳逆、上気、気喘、喉痺、肺痿、肺癰、咳して膿血を吐するを治す。嗽を治する要薬となす。寒熱虚実、皆施し用うべし。十二月黄花を開き菊の如し。青紫萼は、微し花を見れば、いまだ舒ざるものは良し。淨花を揀し、甘草水浸すこと一宿。曝し用う。紫菀を得て良し。玄参、皀莢、硝石を悪む。黄耆、黄芩、貝母、連翹、麻黄、青葙、辛夷を畏る

〔注〕上気は気管支炎や気管支喘息様疾患を指す。気喘は気管支喘息様疾患。喉痺は咽喉が腫れて痛む病気で、現代では喉頭ジフテリアなどを指す。萼は、花びらの外側の通常緑色の部分。淨はきよい、けがれのないこと。揀は選ぶ、選択すること。

〔解〕款冬花は、咳嗽に用いられ、射干麻黄湯に配合される。

　款冬花は、キク科 Compositae のフキタンポポ Tussilago farfara L. の

花蕾である。

〔原文〕潤肺、瀉熱、止嗽。辛温純陽。瀉熱潤肺、消痰除煩。定驚明目。治咳逆上気、気喘、喉痺、肺痿肺癰、咳吐膿血。為治嗽要薬、寒熱虚実、皆可施用。十二月開黄花如菊、青紫蓑、微見花、未舒者良。揀淨花、甘草水浸一宿、曝用。得紫菀良。悪玄參。皂莢、硝石、畏黄耆、黄芩、貝母、連翹、麻黄、青葙、辛夷。

14. 紫菀 (しおん)

　肺を潤し、火を瀉す。辛温。肺を潤し、苦温。気を下す。虚を補い、中を調え、痰を消す。渇を止む。寒熱結気、咳逆上気、喘嗽、膿血、肺経の虚熱、小児驚癇を治す。能く喉痺を開き、悪涎を取り、しかも辛散、性滑、多く用い独り用うること宜しからず。牢山に産す。根は北細辛の如きものは良い。頭須を去り蜜水に浸すこと一宿。焙り用う。款冬を使とし。天雄、瞿麥、藁本、遠志を悪む。茵陳を畏る。

〔注〕結気は邪気が結して集まること。咳逆上気は気管支炎、気管支喘息様疾患。咳吐膿血は肺化膿症様疾患。肺経は経絡の手の太陰肺経のこと。虚熱は、陰陽気血の不足によっておこる発熱。小児驚癇は小児の痙攣性疾患。喉痺は喉頭ジフテリア。悪は病気のこと、涎はよだれ。悪涎はよだれの病気のこと。

〔解〕紫菀は、咳嗽に用いられ、射干麻黄湯に配合される。

　紫菀は、キク科 Compositae のシオン *Aster tataricus* L. fil. の根と根茎である。

〔原文〕潤肺、瀉火。辛温潤肺、苦温下気。補虚調中、消痰止渇。治寒熱結気、咳逆上気、喘嗽膿血。肺経虚熱、小兒驚癇。能開喉痺、取

悪涎、然辛散性滑、不宜多用独用。産牟山、根如北細辛者良。去頭須
蜜水浸一宿、焙用。款冬為使。悪天雄、瞿麥、本、遠志。畏茵陳。

15. **旋覆花** (せんぷくか)

　瀉、気を下し、痰を消す。鹹、能く堅を軟にす。苦辛、能く気を
下し水を行す。温、能く血脈を通ず。肺は大腸経に入り、痰結堅痞、
唾、膠漆の如く、噫気除かれず、大腸水腫するを消す。頭目風を去
る。しかれども走散の薬、大腸を冷利する。虚するものは用うるこ
とを慎む。金銭菊に類す。蕊殻を去り蒸し用う。

〔注〕肺は大腸経に入りとは、経絡の流れの順序で肺経から大腸経に
順に経絡が流れていくこと。

〔解〕旋覆花は、旋覆代赭石湯に配合される。

　旋覆花は、キク科 Compositae の旋復花 *Inula britannica* L. 又はオグ
ルマ *subsp. japonica* Kitamura の花である。

〔原文〕瀉、下気、消痰。鹹能軟堅、苦辛能下気行水、温能通血脈。
入肺大腸経。消痰結堅痞、唾如膠漆、噫気不除、大腸水腫、去頭目風。
然走散之薬、冷利大腸、虚者慎用。類金銭菊、去蕊殻蒸用。

16. **桔梗** (ききょう)

　宣、気血を開提し、寒邪を表散し、上焦の火を瀉す。薬に載り上
浮す。苦辛微温。色白く金に属す。肺に入り熱を瀉す。兼て手の少
陰心、足陽明胃経に入る。気血を開提し、寒邪を表散す。頭目、咽
喉、胸膈の滞気を清利す。凡そ痰壅り喘促、鼻塞、目赤、喉痺咽痛、
歯痛、口瘡、肺癰乾咳、胸膈刺痛、下痢腹痛、腹満腸鳴は並に宜し。
苦梗以て之を開く。諸薬の舟楫となす。之を載せて上に浮べば、能

く苦泄峻下之剤を引く。至高之分に至って、功を成す。血を養い、膿を排す。内漏を補う。浮皮を去る。泔に浸し微炒し用う。竜胆、白芨を畏る。

〔注〕泔は、米のとぎ汁。

〔解〕桔梗は、小柴胡湯加桔梗石膏、桔梗湯などに配合される。

桔梗は、キキョウ科 Campanulaceae のキキョウ *Platycodon grandiflorum* A. De Candolle の根である。

〔原文〕宣、開提気血、表散寒邪、瀉上焦火、載薬上浮。苦辛微温。色白属金、入肺、瀉熱。兼入手少陰心、足陽明胃経。開提気血、表散寒邪、清利頭目咽喉、胸膈滞気。凡痰壅喘促、鼻塞目赤、喉痺咽痛、歯痛口瘡、肺癰乾咳、胸膈刺痛、腹満腸鳴、並宜苦梗以開之。為諸薬舟楫、載之上浮、能引苦泄峻下之剤。至於至高之分成功、養血排膿、補内漏去浮皮、泔浸炒用。畏竜胆、白芨。

17. 半夏 (はんげ)

宣、鬱を散じ、湿痰を燥し、腎燥を潤す。辛温、毒有り。体滑らかに性燥。能く走り能く散ず。能く燥し能く潤す。胃を和し脾を健にし、肝を補い、腎を潤す。湿を除き痰を化し、表を発し鬱を開く。逆気を下す。煩嘔を止め、音聲を発し、水道を利す。暴卒を救う。咳逆、頭眩、痰厥頭痛、眉稜骨痛、咽痛、胸脹、傷寒寒熱、痰瘧不眠、反胃吐食を治す。痞を散じ、癭を除き、腫を消し汗を止む。孕婦は之を忌む。円白にして大、陳久なる者は良し。浸すこと七日、日を逐い水を換う。涎を瀝去す。切片を姜汁に拌ぜる。柴胡、射干は使となす。生姜、秦艽、龜甲、雄黄を畏る。羊肉、海藻、飴糖を忌む。皂角を悪む。烏頭に反す。

〔注〕瀝は、こす、取り除く、したたる、ながれるという意味。

〔解〕半夏は、半夏瀉心湯、半夏白朮天麻湯、半夏厚朴湯などに配合される。

　半夏は、サトイモ科 Araceae のカラスビシャク 半夏 *Pinellia ternata* (Thunb.) Breitenbach の塊根である。

〔原文〕宣、散鬱、燥湿痰、潤腎燥。辛温有毒、体滑性燥、能走能散、能燥能潤。和胃健脾、補肝潤腎、除湿化痰、発表開鬱、下逆気、止煩嘔、発音声、利水道、救暴卒。治咳逆頭眩、痰厥頭痛、眉稜骨痛、咽痛胸脹、傷寒寒熱、痰瘧不眠、反胃吐食、散痞除癭、消腫止汗。孕婦忌之。圓白而大、陳久者良、浸七日、逐日換水、瀝去涎、切片、姜汁拌、柴胡、射干為使。畏生姜、秦艽、龜甲、雄黄。忌羊肉、海藻、飴糖。悪皂角。反烏頭。

18.　天南星 （てんなんしょう）

　湿を燥す。宣、風痰を治す。味辛にして苦。能く風を治し血を散ず。気温にて燥、能く湿に勝ち痰を除く。性緊にして毒あり。能く積を抜き腫を攻む。肝風虚を補う。肝、脾、肺三経の薬となす。驚癇、風眩、身強口噤、喉痺舌瘡、結核結気、癰毒疥癬、蛇虫咬毒を治す。水を利し胎を墮す。性は更に半夏より烈なり。陰虚、燥痰用うることを禁ず。根は半夏に似て大なり。虎掌の如き形なり。故に一に虎掌と名づく。礬湯或は皂角汁を以て浸すこと三晝夜、曝に用う。或は酒に浸すこと一宿、蒸し熱し、竹刀にて切開す。麻れずざるを以て度となす。或は姜渣、黄泥に和し包む、煨し熟して用う。麺を造り、法は姜汁、礬湯以て、南星末にて、餅を作り、楮の葉にて包み、待ちて生ずるを和す。黄衣を日に乾かす。胆星を造るの法。

臘月、黄牛の胆汁を取り、南星末を和し、胆中に納め入れ、風に乾かすこと、年久しき者は彌佳なり。附子、干姜、防風を畏る。

〔注〕楮は、こうぞ（植物）のこと。臘月は、年の暮れ陰暦12月のこと。彌は、大きい、きわめて、ますますという意味。

〔解〕天南星は、導痰湯に配合される。有毒なため修治法の記載が多い。

　天南星は、サトイモ科 Araceae のナガヒゲウラシマソウ 天南星 *Arisaema consanguineum* Schott.、アムールテンナンショウ *Arisaema amurense* Maxim、マイズルテンナンショウ *Arisaema heterophyllum* Blume の塊根である。

〔原文〕燥湿、宣、治風痰。味辛而苦、能治風散血、気温而燥、能勝湿除痰。性緊而毒、能攻積拔腫、補肝風虚、為肝脾肺三経之薬。治湿痰、驚癇風眩、身強口噤、喉痺舌瘡、結核結気、癰毒疥癬、蛇蟲咬毒、利水墮胎、性更烈於半夏。陰虚燥痰禁用。根似半夏而大、形如虎掌、故一名虎掌。以礬湯或皂角汁浸三晝夜、曝用。或酒浸一宿、蒸熱、竹刀切開、以不麻為度。或姜渣、黄泥和包、煨熟用。造麵法以姜汁礬湯、和南星末作餅楮葉包、待生黄衣日乾、造胆星、法臘月、取黄牛胆汁、和南星末、納入胆中、風乾年久者彌佳。畏附子、干姜、防風。

19. 貝母 (ばいも)

　宣、結を散じ、熱を瀉し、肺を潤し、虚痰を清す。微寒、苦は心火を瀉す。辛は肺鬱を散ず。心肺を潤す。虚痰を清す。虚労煩熱、咳嗽上気、吐血喀血、肺痿肺癰、喉痺、目眩、淋瀝、癭瘤、乳閉産難を治す。功専ら結を散じ、熱を除く、悪瘡に伝う。瘡口を斂む。川産の弁を開く者は良い。獨顆弁なき者は不用うるに堪えず。心を去り、糯米にて拌ぜ、炒り黄にして末に搗きて用いる。厚朴、白薇

を為とす。秦艽を畏る。烏頭に反す。

〔注〕乳閉は、乳汁分泌減少症のこと。産難は、難産のこと。川産は、四川省で産出されるもののこと。

〔解〕貝母は、清肺湯、滋陰至宝湯などに配合される。

　貝母は、ユリ科 Liliaceae のアミガサユリ 浙貝母 *Fritillaria thunbergii* Miq.、川貝母 *Fritillaria cirrhosa* D. Don などの鱗茎である。

〔原文〕宣、散結、瀉熱、潤肺、清虚痰。微寒、苦瀉心火、辛散肺鬱。潤心肺、清虚痰。治虚労煩熱、咳嗽上気、吐血咯血、肺痿肺癰、喉痺目眩、淋瀝瘰瘤、乳閉産難。功専散結除熱、伝悪瘡、斂瘡口。川産開瓣者良、獨顆無瓣者不堪用。去心。糯米拌、炒黄、搗末用。厚朴、白薇為使。畏秦艽。反烏頭。

20. 栝樓仁 (かろうにん)

　火を瀉し、肺を潤し、腸を滑らかにし、血を止め、熱痰を治す。甘は肺を補う。寒は下を潤す。能く上焦之火を清す。痰気をして下降せしむ。嗽を治するの要薬たり。又た能く胸中の鬱熱、垢膩を蕩滌す。津を生じ腸を利し、乳を通じ腫を消す。結胸、胸痺を治す。炒り香して酒にて服す、血を止め、一切の血症を治す。瀉する者は用うることを忌む。その実は円長、黄にして熟柿の如く、子は扁して脂多し。油を去り用う。枸杞は使となす。牛膝、乾漆を畏る。乾姜を悪む。烏頭に反す。

〔注〕結胸は、胸膜炎、急性腹症などを指す。胸痺は、虚血性心疾患のこと。

〔解〕栝樓仁は、小陷胸湯、栝樓薤白白酒湯、栝樓薤白半夏湯などに配合される。

栝樓仁は、ウリ科 Cucurbitaceae のシナカラスウリ *Trichosanthes kirilowii* Maxim. の成熟した種子である。

〔原文〕瀉火、潤肺、滑腸、止血、治熱痰。甘補肺、寒潤下。能清上焦之火、使痰気下降、為治嗽要薬。又能蕩滌胸中鬱熱垢膩、生津利腸、通乳消腫。治結胸胸痺、炒香酒服、止血、治一切血症。瀉者忌用。其実円長、黄如熟柿、子扁多脂。去油用。枸杞為使、畏牛膝、干漆。悪乾姜。反烏頭。

21. 天花粉 (てんかふん)

火を瀉し、燥を潤し、熱痰を治す。酸能く津を生ず。甘、胃を傷らず。微苦微寒、火を降し燥を潤し、痰を滑にし渇を解す。肌を生じ、膿を排し、腫を消し、水を行らし、経を通じ、小便利することを止む。熱狂時疾、胃熱疸黄、口燥唇乾、腫毒発背、乳癰瘡痔を治す。脾胃虚寒なる者は、用うることを禁ず。畏悪は、栝樓仁に同じ。粉を澄して食す。大いに虚熱の人に宜し。

〔注〕乳癰は、化膿性乳腺炎。

〔解〕天花粉は、仙方活命飲に配合される。

天花粉は、栝樓根と同じで、ウリ科 Cucurbitaceae のシナカラスウリ *Trichosanthes kirilowii* Maxim. の塊根である。

〔原文〕瀉火、潤燥、治熱痰。酸能生津、甘不傷胃、微苦微寒。降火潤燥、滑痰解渇、生肌排膿、消腫、行水通経、止小便利。治熱狂時疾、胃熱疸黄、口燥唇乾、腫毒発背、乳癰瘡痔。脾胃虚寒者禁用。畏悪栝樓仁同。澄粉食、大宜虚熱人。

22. 夏枯草 (がごそう)

　宣、結を散じ、瘻を消す。辛苦、微寒、気稟純陽。肝血を補い、肝火を緩め、内熱を解し、結気を散ず。瘻癧湿痺、目珠夜痛するを治す。冬至に生じ、夏至に枯る。故に名づく。葉、節に対して生ず。細歯背白く、茎微し方なり、茎の端に穂をなす。淡紫花を開く。茎葉を用う。

〔注〕気稟は、天性のこと。

〔解〕夏枯草散に配合される。

　夏枯草は、シソ科 Labiatae のウツボグサ 夏枯草 *Prunella vulgaris* L.、*subsp. asiatica*（Nakai）Hara の花穂 である。

〔原文〕宣。散結、消瘻。辛苦、微寒、気稟純陽。補肝血、緩肝火、解内熱、散結気。治瘻癧湿痺、目珠夜痛。冬至生、夏至枯、故名。葉対節生。細歯背白、茎微方、茎端作穂。開淡紫花。用茎葉。

23. 独活 (どっかつ)

　宣、伏風を捜し、湿を去る。辛苦微温。気緩く善く捜る、足の少陰気分に入り、以て伏風を理す。本経の傷風頭痛、頭旋目眩、痙癇湿痺、奔豚疝瘕を治す。風有れば、動かず、風無ければ、反て搖ぐ、又た獨搖草と名づく。

〔注〕捜は、さがすこと。

〔解〕独活は、大防風湯、独活寄生湯、清上蠲痛湯などに配合される。

　独活は、セリ科 Apiaceae のシシウド *Angelica pubescens* やウコギ科 Araliaceae のウド *Aralia cordata* Thunberg の根である。

〔原文〕宣。捜伏風、去湿。辛苦微温。気緩善捜。入足少陰気分。以理伏風。治本経傷風頭痛、頭旋目眩、痙癇湿痺、奔豚瘕疝。有風不動、

無風反搖、又名獨搖草。

24. 羌活 (きょうかつ)

宣。遊風を搜し、表を発し、湿に勝つ。辛苦性温、気雄にして散ず。味薄上升。足の太陽に入り、以て遊風を理む。兼て足少陰、厥陰の気分に入り、肝気を瀉し、肝風を搜す。小として不入らざる無く、大として通ぜざる無し。風湿相搏ち、本経の頭痛、督脈病を為し、脊強りて厥す。剛痙柔痙、中風不語、頭旋目赤きを治す。肌表八風の邪を散ず。周身百節の痛を利す。乱を却け、正に反の主薬なり。若し血虚頭痛、遍身痛めば、此れ内証に属す。二活並びに用うることを禁ず。二活すなわち一類二種、故に入用に微しく不同あり。独活は隴西に出づ。形は虚大にして、白有り。鬼眼の如し。節疎に色黄なり。羌活は、西羌に出づ。色紫に節密なり、皮を去りて用う。

〔注〕隴は、甘粛省のこと。

〔解〕羌活は、蠲痺湯などに配合される。

羌活は、セリ科 Umbelliferae の *Notopterygium incisum* Ting ex H. T. Chang 又は *Notopterygium forbesii* Boissieu の根または根茎。

〔原文〕宣。搜遊風、発表、勝湿。辛苦性温、気雄而散、入足太陽、以理游風。兼入足少陰厥陰気分。瀉肝気、搜肝風、小無不入、大無不通。治風湿相搏、本経頭痛、督脈為病、脊強而厥、剛痙柔痙、中風不語、頭旋目赤、散肌表八風之邪、利周身百節之痛、為却乱反正之主薬。若血虚頭痛、遍身痛者、二活並禁用。二活乃一類二種、故に入用微有不同。独活出隴西。形虚大、有白如鬼眼。節疎色黄。羌活出西羌。色紫節密、去皮用。

25. **防風** （ぼうふう）

　宣、表を解し、風を去り、湿に勝つ。辛甘微温、升浮して陽とな
る。肝を捜り肺を瀉し、頭目の滞気、経絡留湿を散ず。上部に血を
見し、上焦の風邪、頭痛目眩、脊痛項強、周身盡痛、太陽経証を主
る。又た脾胃の二経を行らし、風を去り湿に勝つの要薬為り。目赤、
瘡瘍を散ず。若し血虚痙急、頭痛風寒に因らず、泄瀉寒湿に因らず、
火升発嗽、陰虚盗汗、陽虚自汗すれば、並に用うることを禁ず。黄
潤なる者は良し。上部には身を用い、下部には梢を用う。草薢を畏
れ、乾姜、白蘞、芫花を悪む。附子の毒を殺す。

〔解〕防風は、大防風湯などに配合される。

　防風は、セリ科 Apiaceae のボウフウ *Saposhnikovia divaricata*
Schischkin の根および根茎である。

〔原文〕宣。解表、去風、勝湿。辛甘微温、升浮為陽。捜肝瀉肺、散
頭目滞気、経絡留湿。主上部見血、上焦風邪、頭痛目眩、脊痛項強、
周身盡痛、太陽経証、又行脾胃二経、為去風勝湿之要薬。散目赤瘡瘍。
若血虚痙急、頭痛不因風寒、泄瀉不因寒湿、火升発嗽、陰虚盗汗、陽
虚自汗者並禁用、黄潤者良。上部用身、下部用梢。畏草薢。悪干姜、
白蘞、芫花。殺附子毒。

26. **藁本** （こうほん）

　宣、風寒湿を去る。辛温雄壮。太陽経の風薬たり。寒鬱本経、頭
痛、脳に連る者の必ず之を用う。督脈の病たる、脊強して厥を治す。
又能く下行し湿を去る。婦人の瘕疝、陰寒腫痛、腹中急痛、胃風泄
瀉、酒齄、粉刺を治す。根は紫色、芎藭に似て、軽虚、味麻す。青
箱を畏る。

〔解〕藁本は、羗活防風湯などに配合される。

　藁本は、セリ科 Umbelliferae の遼藁本 *Ligusticum jeholense* Nakai et Kitag.、藁本 *Ligusticum sinense* Oliv. の根と根茎である。

〔原文〕宣。去風寒湿。辛温雄壯。為太陽経風薬、寒鬱本経、頭痛連脳者必用之。治督脈為病、脊強而厥、又能下行去湿。治婦人疝瘕、陰寒腫痛、腹中急痛。胃風泄瀉、酒齄、粉刺。根紫色似芎藭而軽虚、味麻畏青箱。

27. 葛根 (かっこん)

　軽、宣、肌を解し、陽を升し、火を散ず。辛甘性平。軽揚升発。陽明経に入り、能く胃気を鼓して上行す。津を生じ渇を止む。兼て脾経に入り、腠を開き汗を発し、肌を解し熱を退く。脾胃虚弱、泄瀉を治するの聖薬為り。傷寒、中風、頭痛、血痢温瘧、腸風痘疹を療す。又た能く陰気を起し、鬱火を散ず。酒毒を解し、二便を利す。百薬の毒を殺す。多く用うれば反て胃気を傷る。生葛汁は大寒、温病大熱を解す。

〔注〕瘧はマラリアのこと。

〔解〕葛根は、桂枝加葛根湯、葛根湯、葛根黄芩黄連湯などに配合される。

　葛根は、マメ科 Leguminosae の葛 *Pueraria lobata* Ohwi の根である。

〔原文〕軽。宣、解肌、升陽、散火。辛甘性平、軽揚升発。入陽明経、能鼓胃気上行、生津止渇、兼入脾経、開腠発汗、解肌退熱。為治脾胃虚弱泄瀉之聖薬。療傷寒中風頭痛、血痢温瘧、腸風痘疹、又能起陰気、散鬱火、解酒毒、利二便、殺百薬毒。多用反傷胃気。生葛汁大寒、解温病大熱。

28. 升麻 （しょうま）

　軽、宣、陽を升し、毒を解す。辛微苦温。足の陽明、太陰の引経薬。亦た手の陽明、太陰に入る。風邪を表散し、火鬱を升発す。能く陽気を至陰の下より升し、甘温の薬を引きて上行し、以て衛気の散を補いて、其の表を実す。時気毒瘟、頭痛寒熱、肺痿吐膿、下痢後重、久泄脱肛、崩中帯下、陰痿足寒、目赤口瘡、遊風腫毒、斑疹痘瘡を治す。百薬の毒を解し、蠱毒を吐し、精魅を殺す。裏白く外黒く、緊実の者は良し、鬼臉升麻と名づく。須蘆を去りて用う。

〔注〕時気毒瘟は、疫病。蠱毒は、寄生虫のこと。精魅は、もののけ。

〔解〕升麻は、升麻葛根湯、乙字湯、補中益気湯、麻黄升麻湯、升麻鼈甲湯、立効散などに配合される。升麻は、痔疾患にしばしば用いられる。

　升麻は、キンポウゲ科 Ranunculaceae のサラシナショウマ *Cimicifuga simplex* Turczaninow、*Cimicifuga dahurica* Maximmowicz 又は *Cimicifuga foetida* Linné、又は *Cimicifuga heracleifolia* Komarov の根茎である。

〔原文〕軽。宣、升陽、解毒。辛微苦温。足陽明、太陰引経薬、亦入手陽明太陰。表散風邪、升発火鬱、能升陽気於至陰之下。引甘温之薬上行、以補衛気之散、而実其表。治時気毒瘟、頭痛寒熱、肺痿吐膿、下痢後重、久泄脱肛、崩中帯下、陰痿足寒、目赤口瘡、遊風腫毒、斑疹痘瘡。解百薬毒、吐蠱毒、殺精魅。裏白外黒、緊實者良、名鬼臉升麻、去鬚蘆用。

29. 白芷 （びゃくし）

　宣、表を発し、風湿を散ず。辛は風を散ず。温は湿を除く。芳香

竅を通して汗を表す。手足の陽明を行らん。手の太陰に入りて、陽明の主薬と為す。陽明の頭目昏痛、眉稜骨痛、牙痛、鼻淵、目癢涙出、面皯瘢疵、皮膚燥癢、三経風熱の病、及び血崩血閉、腸風痔瘻、癰疽瘡瘍、三経湿熱の病を治す。血を活かし膿を排し、肌を生じ痛を止む。砒毒、蛇傷を解す。又た産後の傷風、血虚頭痛を治す。然れども其の性升散にて、血熱、虚火有る者は用うることを禁ず。色白く、気香しき者は佳し、皮を去り、微しく炒り用う。当帰は使と為す。旋複花を悪む。

〔注〕皯は顔の皮膚の黒くなる病気。瘢は、傷あと。疵も傷のこと。血崩は性器出血。

〔解〕白芷は、川芎茶調散、清上防風湯などに配合される。

　白芷は、セリ科 Umbelliferae のヨロイグサ 白芷 *Angelica dahurica* Bentham et Hooker filius ex Franchet et Savatier の根である。

〔原文〕宣。発表、散風湿。辛散風、温除湿。芳香通竅而表汗。行手足陽明、入手太陰、而為陽明主薬。治陽明頭痛、眉稜骨痛、牙痛、鼻淵、目癢涙出、面皯瘢疵、皮膚燥癢、三経風熱之病。及血崩帯下、腸風痔瘻、癰疽瘡瘍、三経湿熱之病。活血排膿、生肌止痛、解砒毒蛇傷、又治産後傷風、血虚頭痛、然其性升散、血熱有虚火者禁用。色白気香者佳、去皮微炒用。當歸為使。悪旋複花。

30. 細辛 (さいしん)

　宣、風湿を散じ、肝胆を補い、腎燥を潤す。辛温、風邪を散ず。故に諸風湿痺、咳嗽上気、頭痛脊強る者は之に宜し。辛は浮熱を散ず。故に口瘡喉痺、歯䘌の者は之に宜し。辛は肝胆を益す。故に胆虚驚癇、風眼涙下る者は之に宜し。水、心下に停まれば則ち腎燥く。

細辛の辛、能く水気を行らし以て之を潤す。手の少陰の引経と雖も、乃ち足の少陰の薬なり。能く精気を通じ、九竅を利す。故に耳聾鼻齆、便澀の者は之に宜し。結を散じ、経を温め、痰を破り、乳を下す。血を行し、汗を発す。然れども味厚く性烈し、過用するべからず。葉は馬蹄に似て、柔茎細根、味極て辛し、華陰に産する者は真なり。雙葉の者を揀去して用う。黄耆、山茱を悪む。硝石、滑石を畏る。藜蘆に反す。

〔注〕歯䘌は、う歯（虫歯）のこと。驚癇は痙攣性疾患。風眼は、眼感染症のこと。齆は、鼻づまりのこと。

〔解〕細辛は、麻黄附子細辛湯、小青竜湯、苓甘姜味辛夏仁湯、川芎茶調散、立効散などに配合される。

　細辛は、ウマノスズクサ科 Alistolochiaceae のケイリンサイシン *Asarum heterotropoides* var. mandshuricum、ウスバサイシン *Asarum sieboldii* の全草である。

〔原文〕宣。散風湿、補肝胆、潤腎燥。辛温散風邪、故諸風湿痺、咳嗽上気、頭痛脊強者宜之。辛散浮熱、故口瘡喉痺、歯䘌者宜之。辛益肝膽、故胆虚驚癇、風眼涙下者宜之。水停心下則腎燥、細辛之辛、能行水気以潤之、雖手少陰引経。乃足少陰本薬。能通精気、利九竅、故耳聾鼻齆、便澀者宜之。散結温経、破痰下乳、行血発汗。然味厚性烈不可過用。葉似馬蹄、柔茎細根、味極辛、産華陰者真。揀去雙葉者用。悪黄耆、山茱。畏硝石、滑石。反藜蘆。

31. **柴胡** (さいこ)

　宣、表を発し、裏を和し、陽を升し、熱を退く。苦は微寒、味薄く気升り陽と為り。陽気下陥を主る。能く清気を引き、上行して少

陽、厥陰の邪熱を平にす。気血を宣暢す。結を散じ、経を調う。足少陽の表薬為り。傷寒邪熱、痰熱結実、虚労肌熱、心下煩熱、諸瘧寒熱、頭眩目赤、嘔吐脇痛、口苦耳聾、婦人、熱血室に入る。胎前産後の諸熱、小児の痘疹、五疳羸熱を治す。十二経の瘡疽、血凝り気聚するを散ず。功は連翹に同じ。陰虚、火炎、気升る者は用うることを禁ず。銀州の者は根長きこと尺餘。微し白く、労疳を治するに良し。北産の者は、前胡の如くして軟く、竝らびに良し。南産の者は強硬にして用うるに堪えず。外感には生にて用う、内傷して気を升するは、酒に炒りて根を用う。中及び下降には梢を用う。汗、咳有る者蜜水にて炒る。前胡、半夏は使と為す。皂角を悪む。

〔注〕血室は、子宮と肝臓の二説あり。疳は多種の慢性的な疾患によって痩せ衰え津液が減少するものをいう。五疳は、心疳、肝疳、脾疳、肺疳、腎疳をいう。

〔解〕柴胡は、小柴胡湯、大柴胡湯、抑肝散、加味逍遙散、柴胡桂枝湯、柴胡桂姜湯、柴胡加芒消湯、柴胡加竜骨牡蛎湯などに配合される。

柴胡は、セリ科 Apiaceae のミシマサイコ *Bupleurum scorzonerifolium* の根である。

〔原文〕宣。発表、和裏、升陽、退熱。苦微寒、味薄気升為陽。主陽気下陥、能引清気、上行而平少陽厥陰之邪熱。宣暢気血、散結調経、為足少陽表薬。治傷寒邪熱、痰熱結実、虚労肌熱、心下煩熱、諸瘧寒熱、頭眩目赤、嘔吐脇痛、口苦耳聾、婦人熱入血室、胎前産後諸熱、小兒痘疹、五疳羸熱。散十二経瘡疽、血凝気聚、功同連翹。陰虚、火炎、気升者禁用。銀州者根長尺餘、微白、治労疳良。北産者如前胡而軟、竝良。南産者強硬不堪用。外感生用、内傷升気酒炒用根、中及下降用梢、有汗、咳者蜜水炒。前胡、半夏為使。悪皂角。

32. 前胡 (ぜんこ)

宣、表を解し、瀉し気を下し、風痰を治す。辛は以て肺を暢べ風寒を解す。甘は以て脾を悦し胸腹を理む。苦は厥陰の熱を瀉す。寒は太陽の邪を散ず。性陰にして降は、功は専ら気を下す。気下れば則ち火降り、痰消す。能く実熱を除く。痰熱哮喘、咳嗽嘔逆、痞膈霍乱、小児疳気を治す。推陳致新の績有り。目を明らかにし胎を安んず。外感無き者は用うることを忌む。皮白く肉黒き、味甘く、気香る者は良し。半夏を使と為す。皂莢を悪む。火を忌む。

〔注〕暢は、のびる、広がる意味。推陳致新は古い物を出して新しい物を生じること。

〔解〕前胡は、前胡散などに配合される。咳痰に用いられる。日本では頻用される生薬ではない。

　前胡は、セリ科 Umbelliferae の白花前胡 *Peucedanum praeruptorum* Dunn. の根である。

〔原文〕宣。解表、瀉下気、治風痰。辛以暢肺解風寒、甘以悦脾理、胸腹苦泄厥陰之熱、寒散太陽之邪。性陰而降、功専下気。気下則火降而痰消。能除実熱。治痰熱哮喘、咳嗽嘔逆、痞膈霍乱、小児疳気、有推陳致新之績。無外感者忌用。皮白肉黒、味甘、気香者良。半夏為使。悪皂角。忌火。

33. 麻黄 (まおう)

軽、汗を発し、肌を解す。辛苦にして温。足の太陽に入り、兼て手の少陰、陽明に走りて、肺家の専薬為り。汗を発し、肌を解す。営中の寒邪、衛中の風熱を去り、血脈を調え、九竅を通じ、毛孔を開く。中風傷寒、頭痛温瘧、咳逆上気、痰哮気喘、皮肉不仁、赤黒

斑毒、毒風疹痺、目赤腫痛、水腫風腫を治す。剤を過れば則ち汗多くして陽を亡くす。夏月には用うることを禁ず。汗を発するに茎を用いて、煮ること十余沸、浮沫を掠め去る。或は醋湯を用いて略泡し、撈起し晒し乾して備え用う。庶くは太発を免れん。汗を止むるは根節を用う。厚朴、白薇は使と為す。辛夷、石葦を悪む。

〔注〕営は、経脈の脈管を指す。衛は、経脈の外のこと。九竅は、人体の9の穴（眼、耳、鼻、口、肛門、尿道など）。撈は、すくい上げる、ひっかけてとること。

〔解〕麻黄は、麻黄湯、麻杏甘石湯、桂枝二越婢一湯、麻杏薏甘湯、葛根湯、小青竜湯、越婢加朮湯、大青竜湯などに配合される。

　麻黄は、マオウ科 Ephedraceae の麻黄 *Ephedra sinica* Stapf、*E. intermedia* Schrenk et C. A. Meyer 又は *E. equisetina* Bunge の地上茎である。

〔原文〕軽、発汗、解肌。辛苦而温。入足太陽、兼走手少陰陽明、而為肺家専薬。発汗解肌、去営中寒邪、衛中風熱。調血脈、通九竅、開毛孔。治中風傷寒、頭痛温瘧、咳逆上気、痰哮気喘、皮肉不仁、赤黒斑毒、毒風疹痺、目赤腫痛、水腫風腫。過劑則汗多亡陽、夏月禁用、発汗用莖煮十餘沸、掠去浮沫、或用醋湯略泡。撈起晒乾備用、庶免大発、止汗用根節。厚朴、白薇為使。悪辛夷、石葦。

34. 荊芥 (けいがい)

　軽、宣、表を発し、風を祛る。血辛苦にして温。芳香にして散。肝経の気分に入り、兼て血分を行らす。其の性は升浮、能く汗を発す。風熱を散ず。頭目を清くし、咽喉を利す。傷寒頭痛、身強項直、口面喎斜、目中黒花を治す。其の気温散、能く脾を助け食を消す。

血脈を通行す。吐衄腸風、崩中血痢、産後の血運、瘰癧瘡腫を治す。風を捜り、瘀を散じ、結を破り毒を解す。風病、血病、瘡家の要薬為り。炒りて黒くし下焦の血を治す。魚、蟹、河豚、驢肉を反す。

〔注〕口面喎斜は、顔面神経麻痺のこと。目中黒花は、黒風内障のことで、目の中に時に黒い花がみえ飛び回り長い間に瞳神が黒くなってくるもので、飛蚊症と思われる。驢は、ロバのこと。

〔解〕荊芥は、荊防敗毒散、消風散、銀翹散、十味敗毒湯などに配合される。

　荊芥は、シソ科 Labiatae のケイガイ Schizonepeta tenuifolia Briquet の花穂である。

〔原文〕軽。宣。発表、祛風。辛苦而温、芳香而散。入肝経気分、兼行血分。其性升浮、能発汗。散風熱、清頭目、利咽喉。治傷寒頭痛、身強項直、口面喎斜、目中黒花。其気温散、能助脾消食、通行血脈。治吐衄腸風、崩中血痢、産後血運、瘰癧瘡腫。捜風、散瘀、破結解毒、為風病、血病、瘡家要薬。炒黒、治下焦血。反魚、蟹、河豚、驢肉。

35. 連翹 (れんぎょう)

　軽、宣、結を散ず。微寒升浮、形は心に似る。苦は心に入る。故に手の少陰、厥陰、気分に入りて火を瀉す。兼て手、足の少陽、手の陽明経、気分湿熱を除く。諸経の血凝、気聚を散ず。水を利し経を通ず。蟲を殺し痛を止め、腫を消し膿を排す。十二経瘡家の聖薬為り。

〔解〕連翹は、荊芥連翹湯、清上防風湯、銀翹散などに配合される。皮膚病には、荊芥、連翹で対にして使用される。

　連翹は、モクセイ科 Oleaceae のレンギョウ 連翹 Forsythia suspensa

(Thunb.) Vahl の果実である。

〔原文〕軽。宣、散結。微寒升浮。形似心、苦入心、故入手少陰厥陰、気分而瀉火、兼除手足少陽。手陽明経気分湿熱。散諸経血凝気聚。利水通経、殺蟲止痛、消腫排膿、為十二経瘡家聖薬。

36. 紫蘇 (しそ)

宣、表を発し、寒を散ず。味辛は気分に入る。色紫は血分に入る。香温は寒を散ず。心を通じ肺を利し、胃を開き脾を益す。汗を発し、肌を解し、血を和し、気を下す。中を寛くし痰を消し、風を祛り、喘を定む。痛を止め、胎を安んず。大、小腸を利し、魚、蟹毒を解す。多く服すれば人の真気を泄す。背面皆紫に、気香き者は良し。鯉魚を忌む。蘇子、葉と功を同じくす。心肺を潤し、尤も能く気を下す。喘を定む。嗽を止め、痰を消す。膈を利し、腸を寛くす。中を温め、鬱を開く。梗は、気を下すに稍や緩し。虚する者は之に宜し。炒り、研る。

〔解〕紫蘇は、香蘇散などに配合される。

紫蘇は、シソ科 Labiatae のシソ Perilla frutescens Britton var. acuta Kudo 又はチリメンジソ Perilla frutescens Britton var. crispa Decaisne の葉及び枝先である。

〔原文〕宣。発表、散寒。味辛入気分、色紫入血分。香温散寒、通心利肺、開胃益脾、発汗解肌、和血下気、寛中消痰、祛風定喘、止痛安胎、利大小腸、解魚蟹毒。多服泄人真気、気香者良。忌鯉魚。蘇子與葉同功。潤心肺、尤能下気、定喘。止嗽消痰、利膈寛腸、温中開鬱。蘇梗下気稍緩、虚者宜之、炒、研用。

37. 薄荷 (はっか)

　軽、宣、風熱を散ず。辛は能く散ず、涼は能く清す。升浮は能く汗を発す。肝気を捜して肺の盛なるを抑う。風熱を消散し、頭目を清利す。頭痛頭風、中風失音、痰嗽舌胎、眼目、咽喉、口歯の諸病、皮膚癮疹、瘰癧瘡疥、小児の驚熱、骨蒸を治す。血を破り痢を止む。虚人は多服するに宜しからず。蘇産の気芳しき者は良し。

〔注〕癮疹は、蕁麻疹のこと。瘰癧は、頚部リンパ節結核。驚熱は、発熱により精神不安となったもの。骨蒸は、肺結核様疾患。

〔解〕薄荷は、加味逍遙散、銀翹散などに配合される。

　薄荷は、シソ科 Labiatae のハッカ *Mentha arvensis* L. var. piperascens MALINVAUD の葉。

〔原文〕軽。宣、散風熱。辛能散、涼能清、升浮能発汗。捜肝気而抑肺盛、消散風熱、清利頭目。治頭痛頭風、中風失音、痰嗽舌胎、眼耳咽喉、口歯諸病、皮膚癮疹、瘰癧瘡疥、小兒驚熱、骨蒸。破血止痢、虚人不宜多服。蘇産気芳者良。

38. 蒼耳子 (そうじし)

　軽、汗を発し、風湿を散ず。甘苦性温。善く汗を発し、風湿を散ず。上は脳頂を通じ、下は足膝に行く、外は皮膚に達す。頭痛目暗、歯痛、鼻淵、肢攣痺痛、瘰癧瘡疥、遍身瘙癢を治す。子は耳璫の如し。刺を去り、酒に拌ぜ蒸す。猪肉、米泔を忌む。

〔注〕璫は、耳飾りの玉。米泔は、米のとぎ汁。

〔解〕蒼耳子は、蒼耳子散などに配合される。

　蒼耳子は、キク科 Asteraceae のオナモミ 蒼耳 *Xanthium strumarium* L. の総苞をつけたままの果実である。

〔原文〕軽。発汗、散風湿。甘苦性温。善発汗散風湿、上通脳頂、下行足膝、外達皮膚。治頭痛目暗、肢攣痺痛、瘰癧瘡疥。遍身瘙癢。子如耳璫、去刺酒拌、蒸。忌豬肉米泔。

39. 天麻 (てんま)

　宣、風を祛る。辛温。肝経気分に入り、気を益し陰を強め、血脈を通じ、筋力を強め、痰気を疏す。諸風眩掉、頭旋眼黒、語言遂はず、風湿瘨痺、小兒驚癇を治す。血液衰少、及び中風に類する者は用いることを忌む。根は黄瓜に類す。茎を赤箭と名づく。風有れば、動かず。風無ければ反て搖らぐ。一に定風草と名づく。明亮堅実の者は佳し。湿紙にて包み煨し熟し、片に切り、酒に浸すこと一宿、焙りて用う。

〔注〕諸風眩掉は、諸の風の邪気による眩暈のこと。頭旋眼黒は、眩暈のこと。瘨痺は、しびれなどの知覚障害のこと。

〔解〕天麻は、半夏白朮天麻湯などに配合される。

　天麻は、ラン科 Orchidaceae のオニノヤガラ 天麻 *Gastrodia elata* Blume の塊茎を蒸したものである。

〔原文〕宣。祛風。辛温、入肝経気分。益気強陰、通血脈、強筋力、疏痰気。治諸風眩掉、頭旋眼黒、語言不遂、風濕瘨痺、小兒驚癇。血液衰少、及類中風者忌用。根類王瓜、莖名赤箭、有風不動、無風反搖、一名定風草。明亮堅実者佳、湿紙包煨熟、切片、酒浸一宿焙用。

40. 威靈仙 (いれいせん)

　宣、気を順し、風を祛る。辛。気を泄す。辛醶は水を泄す。気温は木に属す。其の性は善く走り、能く五臓を宣疏し、十二経絡を通

行す。中風、頭風、痛風、頑痺、癥瘕、積聚、痰水、宿膿、黄疸、浮腫、大小腸秘、一切の風湿痰気、冷痛の諸病を治す。性は極めて快利、積痾痉えざる者、之を服して捷効有り。然れども真気を疏泄し、弱き者には用うるを慎む。砂仁に和せしめ、沙糖、醋に煎じ、諸骨哽を治す。根は叢鬚、数百條で長き者は二尺余り。色深黒は、俗名は鐵脚威霊仙なり。茗、麵湯を忌む。

〔注〕癥瘕、積聚は、腹部腫瘤を指す。

〔解〕威霊仙は、疎経活血湯、二朮湯などに配合される。

　威霊仙は、キンポウゲ科 Ranunculaceae の威霊仙（シナボタンヅル）*Clematis chinensis* Osbeck の根を乾燥したもの。

〔原文〕宣。順気、祛風。辛泄気、醎泄水。気温属木。其性善走、能宣疏五臓、通行十二経絡。治中風頭風、痛風頑痺、癥瘕積聚、痰水宿膿、黄胆浮腫、大小腸秘、一切風湿痰気、冷痛諸病。性極快利、積痾不痉者、服之有捷効。然疏泄真気、弱者慎用。和砂仁、沙糖、醋煎、治諸骨哽。根叢鬚數百條、長者二尺餘、色深黒、俗名鐵脚威靈仙。忌茗麵湯。

41.　釣藤鈎 （ちょうとうこう）

　宣、風熱を除き、驚を定む。甘微寒。心熱を除き、肝風を平にす。大人の頭旋目眩、小児驚啼、瘈瘲、熱擁、客忤胎風、斑疹を発するを治す。肝風相火の病を主る。風静かに火息めば、則ち諸証自ら除かる。刺有り、釣鈎に類す。藤細く鈎多き者は良し。藤の純を去り鈎を用う。功力倍加す。久しく煎じれば則ち力無し。

〔注〕肝風は、病変の過程中に動揺、痙攣などの症状が現れるものをいう。驚啼は夜啼きのこと。瘈瘲は、小児の痙攣性疾患。客忤は、小児が突然外界の異物、大きな音、あるいは見知らぬ人におびえて、顔

の色が青ざめ、口は涎沫でいっぱいになる、喘息腹痛が起こる、身体は痙攣状態になるものをいう。胎風は、小児が出生後、身熱があり皮膚は赤くやけどしたような状態を指す。

〔解〕釣藤鈎は、抑肝散、釣藤散などに配合される。

釣藤は、アカネ科 Rubiaceae のカギカズラ *Uncaria rhynchophylla* の茎枝と釣棘である。

〔原文〕宣。除風熱、定驚。甘微寒。除心熱、平肝風。治大人頭旋目眩、小児驚啼瘈瘲、、熱擁客忤胎風、発斑疹。主肝風相火之病、風静火息、則諸証自除。有刺類釣鈎。藤細多鈎者良、去藤純用鈎、功力加倍。久煎則無力。

42. 当帰 (とうき)

血を補い、燥を潤し、腸を滑らかにす。甘温は血を和し、辛温は内寒を散ず。苦温は心を助け寒を散ず。心肝脾に入りて、血中の気薬為り。虚労寒熱、咳逆上気、温瘧、澼痢、頭痛腰痛、心腹諸痛、風痙汗無く、痿痺癥瘕、癰疽瘡瘍、衝脈病を為し、気逆裏急、帯脈病を為し、腹痛満、腰溶溶として水中に坐するが如き、及び婦人の諸不足、一切の血証、陰虚にして陽の附する所無き者を治す。腸胃を潤し、皮膚を澤し、血を養い肌を生じ、膿を排し痛を止む。然れども大腸を滑らかにし瀉する者は用うることを忌む。血気をして各おの帰する所有らしむるが、故に名づく。頭は血を止めて、上行す。身は血を養いて中を守る。尾は血を破りて下流す。全は血を活かして走らず。川産は、力剛く善く攻む。秦産は、力柔らかく善く補う。秦産頭円尾多く肥潤気香き者を以て良し。馬尾当帰と名つく。尾粗堅く枯る者は鑱頭当帰と名づく。只だ発散に用うるに宜し。血を治

するは酒に浸す、痰有らば姜製す。菖蒲、海藻、生姜を畏れ、湿麺を悪む。

〔注〕川産は、四川省産出の意味。秦産は、陝西省産出の意味。鑱（さん、ぜん）は、鋭いという意味。

〔解〕当帰は、当帰芍薬散料、当帰四逆加呉茱萸生姜湯、四物湯、十全大補湯などに配合される。当帰は、セリ科 Umbelliferae のトウキ *Angelica actiloba* Kitagawa 又はその近縁植物の根。

〔原文〕補血、潤燥、滑腸。甘温和血、辛温散内寒、苦温助心散寒。入心肝脾、為血中之気薬。治虚労寒熱、咳逆上気、温瘧瘀痢、頭痛腰痛、心腹諸痛、風痙無汗、痿痺癥瘕、癰疽瘡瘍、衝脈為病、気逆裏急、帯脈為病、腹痛満、腰溶溶如坐水中、及婦人諸不足、一切血証、陰虚而陽無所附者。潤腸胃、澤皮膚、養血生肌、排膿止痛。然滑大腸、瀉者忌用。使気血各有所帰、故名。頭止血而上行、身養血而中守。尾破血而下流。全活血而不走。川産力剛善攻、秦産力柔善補。以秦産頭園尾多、肥潤気香者良、名馬尾当帰。尾粗堅枯者、名鑱頭当帰、只宜発散用。治血酒浸、有痰姜製、畏菖蒲、海藻、生姜。悪湿麺。

43. 川芎 (せんきゅう)

　宣、気を行らし、風を捜(さが)し、血を補い、燥を潤す。辛温升浮。少陽の引経為り。手、足の厥陰に入る。乃ち血中の気薬なり。清陽を助けて、諸鬱を開く。肝の燥を潤し肝虚を補う。頭目に上行し、血海に下行す。風を捜し、瘀を散じ、経を調えて痛を止む。風湿気頭に在り、血虚頭痛、腹痛脇痛、気鬱血鬱、湿瀉血痢、寒痺筋攣、目涙多涕、風木病を為す、及び癰疽瘡瘍、男婦一切の血証を治す。然れども香竄辛散、能く真気を走泄す。単服久服すれば、人をして暴

に亡せしむ。蜀産を川芎と為す。秦産を西芎と為す。江南を撫芎と為す。川産大塊、裏白油あらず、辛甘の者を以て勝れり。白芷は使と為し。黄連、硝石、滑石を畏れ。黄耆、山茱萸を悪む。

〔注〕竄（さん、ざん）は、かくれる、微か、放つという意味。

〔解〕川芎は、川芎茶調散、四物湯、十全大補湯などに配合される。

　川芎は、セリ科 Umbelliferae のセンキュウ Cnidium officinale Makino の根茎。

〔原文〕宣。行気、捜風。補血、潤燥。辛温升浮。為少陽引経、入手足厥陰気分、乃血中気薬。助清陽而開諸鬱。潤肝燥補肝虚、上行頭目、下行血海、捜風散瘀、調経止痛。治湿気在頭、血虚頭痛、腹痛脇痛、気鬱血鬱、湿瀉血痢、寒痺筋攣、目涙多涕、風木為病。及癰疽瘡瘍、男婦一切血証。然香竄辛散、能走泄真気、単服久服。令人暴亡。蜀産為川芎、秦産為西芎、江南為撫芎。以川産大塊、裏白不油、辛甘者勝、白芷為使。畏黄連、硝石、滑石。悪黄耆、山茱萸。

44. 白芍薬 (しろしゃくやく)

　血を補い、肝を瀉す。濇、陰を斂む。苦酸微寒、肝脾血分に入り、手足太陰行経の薬為り。肝火を瀉し、脾肺を安んじ、腠理を固め、血脈を和し、陰気を収め、逆気を斂め、小便を利す。中を緩め痛を止む。汗を斂め胎を安んじ、労を補い熱を退く。瀉痢後重、脾虚腹痛、心痞脇痛、肺脹喘逆を治す。其の収降の体、又た能く血海に入り、厥陰に至る。鼻衄、目濇、肝血不足、婦人胎産、及び一切の血病を治す。又曰く産後用うることを忌む。赤白各おの花色に随う。単弁の者は薬に入り、酒にて炒りて用う。婦人血分には、醋にて炒り、下痢後重には炒らず。芒硝、石斛を悪む。鱉甲、小薊を畏れ、

藜蘆に反す。

〔注〕濇（渋）は、しぶる、とどこおることで、涙が減少すると目が渋る状態となり、目濇は現在のドライアイに相当する病気か。

〔解〕白芍薬は、四物湯、当帰芍薬散、十全大補湯などに配合される。

　白芍薬は、ボタン科 Paeoniaceae のシャクヤク *Paeonia lactiflora* Pallas 又はその他近縁植物の根である。

〔原文〕補血、瀉肝、濇、斂陰。苦酸微寒。入肝脾血分、為手足太陰行経薬。瀉肝火、安脾肺、固腠理。和血脈、収陰気、斂逆気、利小便、緩中止痛、斂汗安胎、補労退熱。治瀉痢後重、脾虚腹痛、心痞脇痛、肺脹喘噫、其収降之体、又能入血海、而至厥陰。治鼻衄、目濇肝血不足、婦人胎産、及一切血病。又曰産後忌用。赤白各随花色。単弁者入薬、酒炒用。婦人血分醋炒、下痢後重不炒。悪芒硝石斛。畏鱉甲小薊。反藜蘆。

45. 生地黄 <small>（しょうじおう）</small>

　大いに火を瀉す。甘苦大寒。心腎に入り。丙火を瀉す。燥金を清す。瘀を消し、経を通ず。諸の血逆を平にす。吐衄、崩中、傷寒陽強、痘症大熱を治す。多く服すれば胃を損す。生にて掘り鮮なる者は、汁に搗き之を飲む、或は酒を用いて製すれば、則ち胃を傷らず。生なれば則ち寒、乾なれば則ち涼、熱なれば則温。

〔注〕丙火は、汪昂の注に小腸は丙火為りとあり、小腸に火のある状態。

〔解〕生地黄は、犀角地黄湯などに配合される。

　生地黄は、ゴマノハグサ科 Scrophulariaceae のアカヤジオウ *Rehmannia glutinosa* Liboschitz var. *purpurea* Makino 又 は *Rehmannia glutinosa* Liboschitz の根の新鮮品。

〔原文〕大瀉火。甘苦大寒。入心腎。瀉丙火。清燥金、消瘀通経、平諸血逆。治吐衄崩中、傷寒陽強、痘症大熱、多服損胃。生掘鮮者、搗汁飲之、或用酒製、則不傷胃。生則寒、乾則涼、熱則温。

46. 乾地黄 (かんじおう)

　陰を補い、血を涼す。甘苦にて寒、沈陰にて降る。手足少陰、厥陰、及び手の太陽経に入いる。陰を滋し陽を退け、血を涼す。血虚発熱、労傷咳嗽、痿痺驚悸、吐衄尿血、血暈崩中、足下熱痛、折跌絶筋を治す。骨髄を填め、肌肉を長ず。大小便を利し、経を調え胎を安んず。又た能く蟲を殺す。心腹の急痛を治す。江浙に産する者は、南方は陽気にて力微し。北方に産する者は、純陰にて力大なり。懐慶の肥大、菊花心の者を以て良し。酒に浸せば則ち上行し外行す。姜製すれば則ち膈に泥せず。貝母を悪み、蕪荑を畏れ、萊菔、葱、蒜、銅、鉄器を忌む。酒、門冬、丹皮、当帰を得て良し。
〔注〕痿痺は、身体がしびれる病気。、血暈は、血の病によって生ずる眩暈のこと。崩中は、性器出血のこと。折跌は、足が折れる病気。絶筋は、筋肉が断裂する病気。
〔解〕乾地黄は、八珍湯などに配合される。

　乾地黄は、ゴマノハグサ科 Scrophulariaceae のアカヤジオウ *Rehmannia glutinosa* Liboschitz var. *purpurea* Makino 又 は *Rehmannia glutinosa* Liboschitz の根を乾燥させたもの。
〔原文〕補陰、涼血。甘苦而寒、沈陰而降。入手足少陰厥陰、及手太陽経、滋陰退陽、涼血。治血虚発熱、労傷咳嗽、痿痺驚悸、吐衄尿血、血暈崩中、折跌絶筋、填骨髄、長肌肉、利大小便、調経安胎、又能殺蟲。治心腹急痛。産江浙者、南方陽気力微。産北方者、純陰力大。以懷慶

肥大、菊花心者良。酒浸則上行外行、姜製則不泥膈。悪貝母。畏蕪黃。
忌萊菔、蔥、蒜、銅鐵器。得酒、門冬、丹皮、当帰良。

47. **熟地黄** （じゅくじおう）

　肝腎を平補す。甘にて微温。足少陰、厥陰経に入る。腎水を滋し、
真陰を補い、骨髓を填めて、精血を生ず。耳を聰くし目を明らかに
し、髭を烏くし、髮を黑くす。労傷風痺、胎産百病を治す。補血之
上劑為り。好酒を以て砂仁の末と拌ぜ、浸し蒸し晒すこと、九次に
して用う。

〔注〕風痺は、風邪によるしびれ、疼痛を生ずる病気。

〔解〕熟地黄は、四物湯、六味地黄丸などに配合される。

　熟地黄は、ゴマノハグサ科 Scrophulariaceae のアカヤジオウ
Rehmannia glutinosa Liboschitz var. *purpurea* Makino 又 は *Rehmannia glutinosa* Liboschitz の根を蒸したもの。

〔原文〕平補肝腎。甘而微温。入手足少陰厥陰経。滋腎水、補真陰、
填骨髓、生精血。聰耳明目。烏髭黑髮。治労傷風痺、胎産百病、為補
血之上劑。以好酒拌砂仁末、浸蒸晒九次用。

48. **何首烏** （かしゅう）

　肝腎を平補し、精を濇す。苦は腎を堅め、肝を温補す。甘益血、
濇は精気を收斂す。精を添え髓を益し、血を養い風を袪る。筋骨を
強くし、髭髮を烏くす。人をして子を有らしむ。滋補の良薬と為す。
気血太和すれば、則ち労瘦風虚、崩帯瘡痔、瘰癧癰腫、諸病は自ら
已む。悪瘡を止む。赤、白の二種有り。夜は則ち藤交り、一に交藤
と名づく。陰陽交合の象有り。赤は雄なり血分に入り、白は雌なり

気分に入る。大なる拳の如く、五弁の者を以て良し、三百年の者は、大なる栲栳の如く、之を服せば地仙と成る。凡そ使うに赤、白各半を泔に浸し、竹刀皮を刮り切片とす、黒豆と首烏匀に拌ぜ、柳の甑に鋪き、沙鍋に入れ、九たび蒸し九たび晒し用う。茯苓は使と為す。諸血、無鱗魚、蔥、蒜、鐵器を忌む。

〔注〕泔は、米のとぎ汁。甑（しょう、そう）は、せいろう、蒸し器。鋪は、しく、敷きならべること。栲栳は、竹や柳の枝を折り曲げて編んだ入れ物。

〔解〕何首烏は、当帰飲子などに配合される。

何首烏は、タデ科 Polygonaceae のツルドクダミ *Polygonum multiflorum* Thunb. の塊根。

〔原文〕平補肝腎、澁精。苦堅腎、温補肝、澁收斂精気。添精益髓、養血祛風。強筋骨、烏髭髪、令人有子、為滋補良薬。気血太和、則労瘦風虚、崩帯瘡痔、瘰癧癰腫諸病自已。止悪瘧。有赤白二種。夜則藤交、一名六藤、有陰陽交合之象。赤雄入血分、白雌入気分。以大如拳、五瓣者良。三百年者大如栲栳、服之成地仙。凡使赤白各半泔浸、竹刀刮皮切片、用黒豆與首烏拌匀、鋪柳甑、入沙鍋、九蒸九晒用。茯苓為使。忌諸血、無鱗魚、蔥、蒜、鐵器。

49. 牡丹皮 (ぼたんぴ)

伏火を瀉して血を補う。無汗の骨蒸を退く。辛甘寒微。手足少陰、厥陰に入る。血中の伏火を瀉す。血を和し、血を涼して血を生ず。積血を破り、経脈を通ず。吐衄必用の薬為り。五労、中風、瘈瘲驚癇を治す。煩熱を除き、癰瘡を療す。無汗の骨蒸を退く。単弁花紅き者を以て薬に入る。肉厚き者は佳なり。酒にて拌ぜ蒸して用う。

貝母、菟絲、大黄を畏れ、蒜、胡荽、伏砒を忌む。

〔注〕瘈瘲驚癇は、痙攣性疾患。

〔解〕牡丹皮は、大黄牡丹皮湯、犀角地黄湯、桂枝茯苓丸、八味地黄丸、加味逍遙散などに配合される。

　牡丹皮は、ボタン科 Paeoniaceae のボタン Paeonia suffruticosa Andrews の根皮である。

〔原文〕瀉伏火而補血、退無汗之骨蒸。辛苦寒微。入手足少陰厥陰。瀉血中伏火、和血、涼血而生血、破積血、通経脈。為吐衄必用之薬。治五労、中風、瘈瘲驚癇、除煩熱、療癰瘡。退無汗之骨蒸。単瓣花紅者入薬、肉厚者佳。酒拌蒸用。畏貝母、菟絲子、大黄。忌蒜、胡荽、伏砒。

50.　益母草 (やくもそう)

　通。血を行らす。生新血。辛微苦寒。手足厥陰に入る。水を消し血を行らし、瘀を去り新を生じ、経を調え毒を解す。血風、血暈、血痛、血淋、胎痛産難、崩中帯下を治す。胎産の良薬為り。疔腫乳癰を消す。大小便を通ず。方茎艾の如し。節節に穂を生ず。花は紅紫或は微し白し。子、三稜褐色、水に近き湿処多之有り。

〔注〕血暈は、血の原因により突然倒れて人事不省となり、手足が冷えているもの。

〔解〕益母草は、益母丸などに配合される。

　益母草は、シソ科 Lamiaceae のメハジキ Leonurus japonicus の全草である。

〔原文〕通。行血。辛微苦寒。入手、足厥陰。消水行血、去瘀生新、調経解毒。治血風血暈、血痛血淋、胎漏産難、崩中帯下。帯脈横於腰間、病生於此、故名為帯。為胎産良薬、消疔腫乳癰、通大小便。方茎如艾。

節節生穂。花紅紫或微白。子三稜褐色、近水湿処多有之。

51. 艾葉 (がいよう)

　宣、気血の燥を理め、寒湿を逐う。苦辛。生は温。熟は熱。純陽之性、能く垂絶の元陽を回す。十二経を通じ、三陰を走らす。気血を理め、寒湿を逐い、子宮を暖め、諸血を止む。中を温め鬱を開き、経を調え胎を安んず。吐衄崩帯、腹痛冷痢、霍乱、轉筋を治す。蛕を殺し癖を治す。之を灸して能く諸経を透して百病を治す。血熱し病を為す者は用うることを禁ず。陳久なるを用うる者は、揉み搗きて綿の如くす。之を熟艾と謂う。灸は火にて用う。婦人丸散には、醋に煮て搗き餅にす。再び末と為して用う。煎服は鮮き者に宜し。酒、香附は使と為す。

〔注〕三陰は、太陰、少陰、厥陰を指す。蛕は、回虫のこと。

〔解〕艾葉は、芎帰膠艾湯などに配合される。

　艾葉は、キク科 Compositae のヨモギ *Artemisia princeps* Pampanini、ヤマヨモギ *Artemisia montana* Pampanini の葉及び枝先である。

〔原文〕宣。理気血燥、逐寒湿。苦辛。生温、熟熱。純陽之性、能回垂絶之元陽。通十二経、走三陰、理気血、逐寒湿、煖子宮、止諸血、温中開鬱、調経安胎。治吐衄崩帯、腹痛冷痢、霍乱転筋、殺蛕治癖。灸之、能透諸経而治百病。血熱為病者禁用。用陳久者、揉搗如綿、謂之熟艾、灸火用。婦人丸散、醋煮搗餅、再為末用、煎服宜鮮者、酒、香附為使。

52. 延胡索 (えんごさく)

　宣、血を活し、気を利す。辛苦にして温。手足太陰厥陰経に入る。

能く血中の気滞、気中の血滞を行らす。小便を通じ、風痺を除く。気凝血結、上下内外の諸痛、崩淋癥瘕、月候不調、産後血運、暴血上衝を治す。血を活し、気を利する第一の薬と為す。然れども辛温走りて守らず。経を通じ胎を墜す。血熱、気虚の者は用うることを禁ず。根は半夏の如く。肉黄に、形小にして堅き者は良し。酒にて炒れば血を行らす。醋にて炒れば血を止む。生にて用うれば血を破る。炒りて用うれば血を調う。

〔注〕崩は、くずれる意味で、崩漏は性器出血のこと。淋は、尿が滴りおちる病気。

〔解〕延胡索は、安中散などに配合される。

　延胡索は、ケシ科 Papaveraceae のヤブケマン属植物 *Corydalis turtschaninovii Besser forma yanhusuo* Y. H. Chou et C. C. Hsu の塊茎である。

〔原文〕宣。活血、利気。辛苦而温。入手足太陰厥陰経。能行血中気滞、気中血滞、通小便、除風痺。治気凝血結、上下内外諸痛、崩淋癥瘕、月候不調、産後血暈、暴血上衝、為活血利気第一薬。然辛温走而不守、通経墜胎、血熱気虚者禁用。根如半夏。肉黄、形小而堅者良。酒炒行血、醋炒止血、生用破血、炒用調血。

53.　紅花 (こうか)

　通。血を行らし、燥を潤す。辛苦甘温。肝経に入りて瘀血を破る。血を活し燥を潤し、腫を消し痛を止む。経閉便難、血運口噤、胎の腹中に死し、痘瘡血熱、毒あるを治す。又た能く心経に入り、新血を生ず。俗は紅を染むるに用う。並に臙脂と作す。少用すれば血を養い、多ければ則ち血を行らす。過用すれば能く血をして行りて止

まざらしめて斃す。

〔注〕斃（へい）は、死すこと。

〔解〕紅花は、葛根紅花湯などに配合される。

　紅花は、キク科 Compositae のベニバナ *Carthamus tinctorius* L. の管状花である。

〔原文〕通。行血、潤燥。辛苦甘温。入肺経而破瘀血、活血潤燥、消腫止痛。治経閉便難、血運口噤、胎死腹中、痘瘡血熱、有毒。又能入心経、生新血。俗用染紅、並作臙脂、少用養血、多則行血、過用能使血行不止而斃。

54. 紫草 (しそう) （紫根 (しこん)）

　血熱を瀉し、腸を滑らす。甘鹹気寒。厥陰の血分に入り、血を涼し、血を活す。九竅を利し二便を通ず。心腹邪気、水腫五疸、癰癬悪瘡、血熱の致す所の病、及び痘瘡、血熱、毒盛、二便閉濇なる者を治す。頭須を去り酒にて洗う。

〔注〕癰癬悪瘡は、皮膚のできもの。

〔解〕紫草は、紫根牡蛎湯、紫雲湯などに配合される。

　紫草は、ムラサキ科 Boraginaceae のムラサキ 紫、*Lithospermum erythrorhizon* の根である。

〔原文〕瀉血熱、滑腸。甘鹹気寒。入厥陰血分。涼血活血、利九竅、通二便、治心腹邪気、五疸水腫、癰癬悪瘡、血熱所致之病、及痘瘡血熱毒盛、二便閉濇者。去頭鬚、酒洗。

55. 三七 (さんしち)

　瀉、血を散じ痛を定む。甘苦微温。血を散じ痛を定む。吐血、衄

血、血痢、血崩、目赤、癰腫を治す。金瘡、杖瘡の要薬為り。此薬、近時、始て出づ、軍中に之を恃む。廣西山洞従り来る者、ほぼ白芨、地黄に似たり。節有り、味微く甘く。頗る人参に似たり。末を以て豬血中に掺り、血化して水と為す者は真なり。

〔注〕金瘡は、金物による傷。杖瘡は、杖による傷。

〔解〕三七は、田七とも言い、雲南白薬などに配合される。

　三七は、ウコギ科 Araliaceae のサンシチニンジン Panax notoginseng F. H. CHEN の根である。

〔原文〕瀉、散血、定痛。甘苦微温。散血定痛。治吐血衄血、血崩血痢、目赤癰腫、為金瘡杖瘡要薬、此薬近時始出、軍中恃之。従廣西山洞来者、略似白芨、地黄、有節、味微甘、頗似人参。以末掺豬血中、血化為水者真。

56. 蒲黄 (ほおう)

　生は滑、血を行らし、熟は濇、血を止む。甘平。厥陰の血分の薬なり。生にて用れば、性は滑。血を行らし、瘀を消し、経脈を通じ、小便を利し、心腹膀胱の熱を袪る。撲打、損傷、瘡癤諸腫を療す。黒く炒め、性濇なるは、一切の血病、崩帯洩精を主る。香蒲は、花中の蕊屑なり。

〔解〕蒲黄は、失笑散などに配合される。

　蒲黄は、ガマ科 Typhaceae のガマ 蒲、Typha latifolia L. の成熟した花粉である。

〔原文〕生滑行血、熱濇止血。甘平。厥陰血分薬。生用性滑、行血消瘀、通経脈、利小便、袪心腹膀胱熱。療撲打損傷、瘡癤諸腫、炒黒性濇、主止一切血病、崩帯洩精。香蒲、花中蕊屑。

57. **鬱金** (うこん)

宣。気を行し、鬱を解しす。瀉。血を涼す。瘀を破る。辛苦気寒。純陽之品、其の性は軽揚上行す。心及び包絡、兼て肺経に入る。心を涼す。肝鬱を散ず。気を下し血を破る。唾血、吐血、衄血、尿血、婦人経脈逆行、血気、心腹、諸痛、産後敗血、心を攻むる、癲狂心を失する、痘毒、心に入るを治す。蠱毒を下す。川廣に出づ、体鋭く円きこと蝉の肚の如し。外黄に内赤く、色鮮かに微し香り、味苦、甘を帯びる者は真なり。

〔解〕鬱金は、牛黄清心丸などに配合される。

　鬱金は、ショウガ科 Zingiberaceae のウコン *Curcuma longa* Linne の根茎である。

〔原文〕宣。行気解鬱、瀉、涼血破瘀。辛苦気寒。純陰之品、其性軽揚上行、入心及包絡、兼入肺経。涼心、散肝鬱、下気破血。治唾血吐血衄血尿血、婦人経脈逆行。血気心腹諸痛、産後敗血攻心、癲狂失心、痘毒入心下蠱毒。出川廣体鋭円如蝉肚、外黄内赤、色鮮微香、味苦帯甘者真。

58. **莪朮** (がじゅつ) (**蓬莪朮** (ほうがじゅつ))

瀉、血を破り、気を行らし、積を消す。辛苦気温。肝経血分に入り、気中の血を破り、瘀を消し、経を通じ、胃を開き食を化す。毒を解し痛を止む。心腹諸痛、冷気、酸を吐き、奔豚、痃癖を治す。泄剤為りといえども、亦た能く気を益す。根は生姜の如し、莪は根下に生ず、似卵不齊、堅硬搗き難し。灰火、煨に透る、熱に乗じて之を搗き、或は醋で磨り、酒に磨る、或は煮て熟して用う。

〔注〕磨は、みがく、こすること。

〔解〕莪朮は、莪朮丸、三棱丸などに配合される。

　莪朮は、ショウガ科 Zingiberaceae のガジュツ Curcuma zedoaria Roscoe の根茎である。

〔原文〕瀉、破血、行気、消積。辛苦気温。入肝経血分。破気中之血、消瘀通経、開胃化食、解毒止痛。治心腹諸痛、冷気吐酸、奔豚痃癖、雖為泄剤、亦能益気。根如生姜、莪生根下、似卵不齊、堅硬難搗。灰火煨透、乗熱搗之、或醋磨酒磨、或煮熟用。

59. 三棱 (さんりょう)

　瀉。気を行らす。血を破る。積を消す。苦平。色白く金に属す。肝経血分に入り、血中の気を破る。兼て脾経に入る。一切の血瘀、気結、食停、瘡硬、老塊、堅積を散ず。腫を消し痛を止め、経を通じ胎を堕す。功は香附に近くて力は峻なり。虚する者は、用いることを慎む。色黄に体は重く、鯽魚の若くして小き者は良し。醋に浸し炒る、或は麺に裹みて、煨す。

〔注〕鯽魚は鮒のこと。裹は、つつむこと。煨は、埋めて焼くこと。

〔解〕三棱は、三棱丸などに配合される。

　三棱は、ミクリ科 Sparganiaceae のミクリ Sparganium erectum L.、Sparganium stoloniferum（Graebn.）Buch.-Ham. ex Juz. の塊根である。

〔原文〕瀉。行氣、破血、消積。苦平。色白属金、入肝経血分、破血中之気。兼入脾経。散一切血瘀、気結、食停瘡硬、老塊堅積、消腫止痛、通経墮胎。功近香附而力峻、虚者慎用。色黄体重、若鯽魚而小者良。醋浸、炒、或麺畏煨。

60. 大黄 (だいおう)

大いに血分実熱を瀉す。有形の積滞を下す。大苦大寒。足の太陰、手足の陽明、厥陰血分に入る。其性は沈みて浮ばず、其の用は走りて守らず。若し酒に浸せば、亦た能く引きて高の分に至る。用いて以て腸胃を蕩滌し、燥結を下して瘀熱を去る。傷寒時疾、発熱譫語、温熱瘴瘧、下痢赤白、腹痛裏急、黄疸水腫、癥瘕積聚、留飲宿食、心腹痞満、二便閉結、吐血衄血、血閉血枯、一切実熱、血中伏火を治す。水を行らし、経を通じ、膿を蝕り腫を消す。能推陳致新。然れども元気を傷りて、陰血を耗す。若し病、気分に在れば、胃虚、血弱の人は用うることを禁ず。川産の錦紋の者は良し。酒に浸し、酒に蒸し、生、熟の不同じからざる有り。生にて用うれば更に峻なり。黄芩は使と為す。冷水乾漆を忌む。

〔注〕川産は、四川省の産出の意味。

〔解〕大黄は、調胃承気湯、大承気湯、小承気湯、大黄黄連瀉心湯などに配合される。

　大黄は、タデ科 Polygonaceae の大黄属植物 *Rheum palmatum* L.、*R. tanguticum* Maxim.、*R. officinale* Baill.、*R. coreanum* Nakai の根。

〔原文〕大瀉血分実熱、下有形積滞。大苦大寒。入足太陰、手足陽明厥陰、血分。其性沈而不浮、其用走而不守。若酒浸、亦能引至高之分、用以蕩滌腸胃、下燥結而去瘀熱。治傷寒時疾、発熱譫語、温熱瘴瘧、下痢赤白、腹痛裏急、黄疸水腫、癥瘕積聚、留飲宿食、心腹痞満、二便閉結、吐血衄血、血閉血枯、一切実熱、血中伏火。行水通経、蝕膿消腫、然傷元気而耗陰血、若病在気分、胃虚血弱人禁用。川産錦紋者良。有酒浸酒蒸生熟之不同。生用更峻。黄芩為使。忌冷水乾漆。

61. 黄芩 (おうごん)

火を瀉し、湿を除く。苦は心に入り、寒は熱に勝つ。中焦の実火を瀉す。脾家の湿熱を除く。澼痢腹痛、寒熱往来、黄疸五淋、血閉瘡瘍、乳癰発背、及び諸失血を療す。痰を消し、水を逐い、渇を解し、胎を安んず。酒にて炒れば則ち上行して、肺火を瀉し、胸中の気を利す。上焦の風熱、湿熱、火嗽喉腥く、目赤腫痛するを治す。陰を養い陽を退け、膀胱の水を補う。過服すれば胃を損う。血虚、寒中の者は用うることを禁ず。黄明なる者は良し。中虚なる者は枯芩と名づく。即ち片芩なり。肺火を瀉し、肌表の熱を清す。内実する者は、條芩と名づく。即ち子芩なり。大腸の火を瀉し、膀胱の水を補う。上行には酒にて炒り、肝胆の火を瀉す。猪胆汁にて炒る。山茱、竜骨は使と為す。丹皮、丹砂を畏る。

〔注〕五淋は、五種類の淋証のことで、石淋、気淋、膏淋、労淋、熱淋のこと。血閉は、無月経のこと。乳癰は、化膿性の乳腺炎。

〔解〕黄芩は、黄芩湯、半夏瀉心湯、葛根黄芩黄連湯、当帰散などに配合される。

黄芩は、シソ科 Labiatae のコガネバナ *Scutellaria baicalensis* G. の根。

〔原文〕瀉火、除湿。苦入心、寒勝熱。瀉中焦実火、除脾家湿熱。治澼痢腹痛、寒熱往来、黄疸五淋、血閉瘡瘍、乳癰発背、及諸失血。消痰逐水、解渇安胎、酒炒則上行、瀉肺火、利胸中氣。治上焦之風熱、湿熱、火嗽喉腥、目赤腫痛。養陰退陽、補膀胱水。過服損胃。血虚寒中者禁用。黄明者良。中虚者名枯芩、即片芩、瀉肺火、清肌表之熱。内実名條芩、即子芩、瀉大腸火、補膀胱水。上行酒炒。瀉肝膽火、豬膽汁炒。山茱萸、竜骨為使。畏丹皮、丹砂。

62. **黄連** (おうれん)

火を瀉し、湿を燥す。大苦大寒。心に入り火を瀉す。肝を鎮め血を涼し、湿を燥し鬱を開き、煩を除き渇を解す。肝胆を益し、腸胃を厚くし、心瘀を消す。腸澼、瀉痢、痞満、腹痛、心痛伏梁、目痛眥傷、癰疽瘡疥、酒毒胎毒を治す。目を明らかにし、驚を定め、疳を除き、蛔を殺す。虚寒の病を為す者は用いることを禁ず。宜州に出づる者は粗ぼ肥ゆ。四川に出づる者は瘦せ小し。状は鷹の爪に類す。珠を連ぬる者は良し。心火を治するは生にて用ふ。虚火には醋に浸し炒る。肝胆の火には猪胆汁にて炒る。上焦の火には酒にて炒る。中焦の火には姜汁にて炒る。下焦の火には塩水或は童便にて炒る。食積の火には黄土にて炒る。湿熱の気分に在るを治するは、呉茱萸湯にて炒る。血分に在るは乾漆水にて炒る。眼の赤きに点ずるは人乳に浸す。黄芩、竜骨は使と為す。菊花、玄参、僵蠶、白鮮皮を悪む。款冬、牛膝を畏る。猪肉を忌む。烏頭、巴豆の毒を殺す。

〔注〕眥は、まなじり、目じりのこと。蛔は、回虫のこと。

〔解〕黄連は、黄連解毒湯、黄連湯などに配合される。

黄連は、キンポウゲ科 Ranunculaceae のオウレン *Coptis japonica* Makino 又はその他同属植物の根をほとんど除いた根茎。

〔原文〕瀉火、燥湿。大苦大寒。入心瀉火、鎮肝涼血、燥湿開鬱、除煩解渇、益肝胆、厚腸胃、消心瘀、治腸澼瀉痢、痞満腹痛、心痛伏梁、目痛眥傷、癰疽瘡疥、酒毒胎毒、明目定驚、除疳殺蛔、虚寒為病者禁用、出宜州者粗肥、出四川者瘦小。状類鷹爪、連珠者良。治心火生用、虚火醋浸炒、肝胆火、豬膽汁炒。上焦火酒炒、中焦火姜汁炒、下焦火塩水或童便炒。食積火、黄土炒、治湿熱在気分、呉茱萸湯炒、在血分乾漆水炒、点眼赤人乳浸、黄芩、竜骨為使。悪菊花、玄參、僵蠶、白鮮皮。

畏款冬、牛膝。忌豬肉、殺烏頭、巴豆毒。

63. 苦参 （くじん）

　火を瀉し、湿を燥し、陰を補う。苦は湿を燥し、寒は熱に勝つ。沈陰は腎を主る。陰を補い精を益し、肝胆を養い、五臓を安んじ、九竅を利す。津を生じ渇を止め、目を明らかにし涙を止む。温病血痢、腸風溺赤、黄胆酒毒を治す。熱は風を生じ、湿は蟲を生ず。又た能く風を祛り水を逐う。蟲を殺し、大風疥癩を治す。然れども大苦大寒、肝腎虚にして熱無き者は服する勿れ。糯米、泔に浸し腥気を去り、蒸し用う。玄参は使と為す。貝母、菟絲子、漏蘆を悪む。藜蘆に反す。

〔注〕大風疥癩は、ハンセン氏病に相当する疾患と思われる。泔は、米のとぎ汁。腥は、生臭いこと。

〔解〕苦参は、消風散などに配合される。

　苦参は、マメ科 Leguminosae のクララ *Sophora flavescens* Aiton の根ある。

〔原文〕瀉火、燥湿、補陰。苦燥湿、寒勝熱。沈陰主腎。補陰益精、養肝胆、安五臓、利九竅、生津止渇、明目止涙。治温病血痢、腸風溺赤、黄疸酒毒。熱生風、湿生蟲、又能祛風逐水、殺蟲、治大風疥癩。然大苦大寒、肝腎虚而無熱者勿服。糯米泔浸去腥気、蒸用。玄参為使。悪貝母、菟絲子、漏蘆。反藜蘆。

64. 知母 （ちも）

　火を瀉し、水を補い、燥を潤し腸を滑らかにす。辛苦寒滑。上は肺金を清して、火を瀉す。下は腎燥を潤して陰を滋す。二経気分の

薬為り。痰を消し嗽を定め、渇を止め、胎を安んず。傷寒煩熱、蓐
労、骨蒸、燥渇虚煩、久瘧下痢を治す。二便を利し、浮腫を消す。
然れども苦寒は胃を傷り腸を滑らかにす。多く服すれば人をして瀉
せ令む。上行には酒に浸す、下行には塩水にて拌す。鐵を忌む。

〔注〕蓐労は、産後の肺結核様疾患。

〔解〕知母は、白虎湯などに配合される。

　知母は、ユリ科 Liliaceae のハナスゲ *Anemarrhena asphodeloides*
Bunge の根茎である。

〔原文〕瀉火補水、潤燥、滑腸。辛苦寒滑。上清肺金而瀉火。下潤腎
燥而滋陰、為二経気分薬。消痰定嗽、止渇安胎。治傷寒煩熱、蓐労、
骨蒸、燥渇虚煩、久瘧下痢、利二便、消浮腫、然苦寒傷胃而滑腸、多
服令人瀉。得酒良。上行酒浸、下行塩水拌。忌鐵。

65. 竜胆草 (りゅうたんそう)

　肝胆の火、下焦の湿熱を瀉す。大苦大寒、沈陰は下行す。肝胆を
益して火を瀉す。兼ねて膀胱腎経に入り、下焦の湿熱を除く、防己
と與に功を同じくす。酒に浸せば、亦た能く外行し上行す。骨間寒
熱、驚癇邪気、時気温熱、熱痢疽黄、寒湿脚気、咽喉風熱、赤睛努
肉を治す。過服すれば、胃を損す。根は牛膝を似て短く、色は黄白。
味苦く胆の如し。貫衆、小豆は使と為す。地黄を悪む。甘草水に浸
すこと一宿、曝して用う。

〔注〕赤睛努肉は、翼状片のこと。

〔解〕竜胆草は、竜胆瀉肝湯などに配合される。

　竜胆草は、リンドウ科 Gentianaceae のトウリンドウ *Gentiana scabra*
の根である。

〔原文〕瀉肝胆火、下焦湿熱。大苦大寒、沈陰下行。益肝胆而瀉火、兼入膀胱腎経。除下焦之湿熱、與防己同功。酒浸亦能外行上行。治骨間寒熱、驚癇邪気、時気温熱、熱痢疸黄、寒湿脚気、咽喉風熱、赤睛努肉、過服損胃。根似牛膝而短、色黄白。味苦如胆。貫衆小豆、為使。忌地黄。甘草水浸一宿、曝用。

66.　防己 (ぼうい)

　大いに通ず。下焦血分の湿熱を瀉す。大苦大寒。太陽経の薬。能く十二経を行らし、腠理を通じ、九竅を利す。下焦血中の湿熱を瀉す。風水を療するの要薬為り。肺気喘嗽、熱気諸癇、温瘧脚気、水腫風腫、癰腫悪結を治す。或は湿熱流れて十二経に入り、二陰不通を致す者は、此に非ざれば不可なり。然れども性険にして健なり。陰虚及び湿熱の上焦気分に在る者は用うることを禁ず。漢中に出づ、根大にして虚軟、心に花紋有りて、色は黄なり。漢防己と名づく。黒點黄腥木強の者は、木防己と名づく。用うるに堪えず。凡そ使うに酒にて洗う。細辛を悪み、草薢を畏る。

〔注〕風水は、急性糸球体腎炎様疾患である。

〔解〕防己は、防已黄耆湯などに配合される。

　防已は、ツヅラフジ科 Menispermaceae のオオツヅラフジ *Sinomenium acutum* Rehder et Wilson のつる性の茎および根茎である。

〔原文〕大通、瀉下焦血分湿熱。大苦大寒、太陽経薬。能行十二経、通腠理、利九竅、瀉下焦血中湿熱、為療風水之要薬。治肺気喘嗽、熱気諸癇、温虐脚気、水腫風腫、癰腫悪瘡。或湿熱流入十二経、致二陰不通者、非此不可。然性険而健、陰虚及湿熱在上焦気分者禁用。出漢中、根大而虚軟、心有花紋、色黄、名漢防己。黒点黄腥木強者、名木防己、

不堪用。凡使酒洗。悪細辛。畏萆薢。

67. 葶藶 (ていれき)

大いに気閉を瀉す。水を行らす。辛苦大寒。火に属し性急なり。大いに能き気を下す。膀胱の水を行らす。肺中水気膹急なる者は、此にあらずんば除くこと能わず。積聚癥結を破り、伏留熱気、腫を消し痰を除き、嗽を止め喘を定む。経を通じ便を利す。久しく服すれば人をして虚ならしむ。子は黍米の如く、微し長く色黄なり。微し炒り用う。酒を得て良し。楡を使と為す。僵蚕を悪む。

〔注〕膹急は、喘々もだえること。

〔解〕葶藶は、葶藶大棗瀉肺湯などに配合される。

　葶藶は亭歴、葶藶子と同じであり、アブラナ科 Cruciferae のクジラグサ Descurainia sophia L. Prantl,、ヒメグンバイナズナ Lepidium apetalum Willd. などの種子である。

〔原文〕大瀉気閉、行水。辛苦大寒。属火性急、大能下気、行膀胱水。肺中水気膹急者、非此不能除。破積聚癥結、伏留熱気、消腫除痰、止嗽定喘、通経利便。久服令人虚、子如黍米、微長色黄。微炒用、得酒良。楡皮為使。悪僵蚕。

68. 甘遂 (かんつい)

大に通ず。経を瀉し水湿を隧う。苦寒。毒有り。能く腎経及び隧道水湿を瀉し、直に水気を結する所の處に達す。攻決を以て用と為す。水を下すの聖薬為り。十二種の水、大腹腫満、癥疝積聚、留飲宿食、痰迷癲癇を主る。虚する者は用いることを忌む。皮赤く肉白く、根連珠を作し、重実の者は良し。麺に裹み煨し熟し用ゆ。瓜蒂

を使と為し、遠志を悪む。甘草に反す。

〔注〕瘕疝は、疝瘕と同じで、前立腺炎や尿路感染症様疾患。

〔解〕甘遂は、大陥胸湯、十棗湯、甘遂半夏湯、大黄甘遂湯などに配合される。

　甘遂は、トウダイグサ科 Euphorbiaceae の甘遂 Euphorbia kansui Liou の根である。

〔原文〕大通、瀉経。隧水湿。苦寒有毒。能瀉腎経及隧道水湿。直達水気所結之處、以攻決為用、為下水之聖薬。主十二種水、大腹腫満、瘕疝積聚、留飲宿食、痰迷癲癇。虚者忌用。皮赤肉白、根作連珠。重実者良。麺裹煨熟用。瓜蒂為使。悪遠志。反甘草。

69.　大戟 (たいげき)

　大に通ず。臓腑の水湿を瀉す。苦寒、毒有り。能く臓腑の水湿を瀉す。血を行らす。汗を発し、大小便を利す。十二水、腹満、急痛、積聚癥結、頚腋の癰腫を治す。経を通じ胎を堕す。然も肺を瀉す。誤服すれば真気を損ず。杭産の紫なる者は上と為す。北産の白き者は人を傷る。漿水に煮て、骨を去り用う。大棗を得れば則ち脾を損ぜず。菖蒲を畏れ、甘草に反す。

〔注〕十二水とは、十二経絡の関係する水の症候のこと。

〔解〕大戟は、十棗湯などに配合される。

　大戟は、トウダイグサ科 Euphorbiaceae のシナタカトウダイ 京大戟 Euphorbia pekin ensis Rupr. の根、又はアカネ科 Rubiaceae の紅芽大戟 Knoxia corymbosa Willd. の根である。

〔原文〕大通、大瀉臓腑水湿。苦寒有毒。能瀉臓腑水湿、行血発汗、利大小便。治十二種水腹満急痛、積聚癥結、頚腋癰腫、通経堕胎。然

肺瀉、誤服損真気。杭産紫者為上、北産白者傷人。漿水煮、去骨用得
大棗則不損脾。畏菖蒲。反甘草。

70. 芫花 (げんか)

大に通ず。水を行らす。苦温。毒有り。水飲痰癖を去り。五水五
臓在り、皮膚、脹満喘急、痛胸脅に引き、咳嗽瘴瘧を療す。葉は柳
に似て、二月に花を開く。紫碧色なり。葉は生じて花落つ。陳久の
者は良し。醋に煮て過す。水に浸して曝して用う。根は疥を療し、
魚を毒す可し。甘草を反す。

〔注〕五水は、風水、皮水、正水、石水、黄汗である。

〔解〕芫花は、十棗湯などに配合される。

芫花は、ジンチョウゲ科 Thymelaeaceae のフジモドキ 芫花 *Daphne genkwa* Sieb. Et Zucc. の花蕾である。

〔原文〕大通、行水。苦寒有毒。去水気痰癖。療五水在五臓皮膚、脹
満喘急、痛引胸脅、咳嗽瘴瘧、葉似柳、二月開花紫碧色、葉生花落。
陳久者良。醋煮過水浸曝用。根療疥可毒魚。反甘草

71. 蕘花 (じょうか)

大に通ず。水を行らす。辛く結を散ず。苦く熱を泄す。水を行ら
す捷薬なり。主治は略ぼ芫花に同じ。

〔解〕蕘花は、『傷寒論』の小青竜湯の加減法に記載がある。

蕘花は、ジンチョウゲ科 Thymelaeaceae の 黄芫花 *Wikstroemia chamaedaphne* Meissn. の花である。

〔原文〕大通、行水辛散結、苦泄熱、行水捷薬、主治略同芫花。

72. **木通** (もくつう)

　軽、通、水を行し、火を瀉す。甘淡軽虚。上は心包に通じ、心火を降し、肺熱を清し、津液を化す。下は大、小腸、膀胱に通じ、諸の湿熱を導き、小便に由り出ださしむ。九竅、血脈、関節を通利す。胸中煩熱、遍身拘痛、大渇引飲、淋瀝不通、耳聾目眩、口燥舌乾、喉痺咽痛、鼻齆失音、脾疸好眠、除煩退熱、止痛排膿、行経下乳、通竅催生を治す。汗多き者は用うることを禁ず。藤細孔有り、両頭皆通ず。

〔注〕齆は、はなづまりのこと。

〔解〕木通は、導赤散などに配合される。

　木通は、アケビ科 Lardizabalaceae のアケビ *Akebia quinata* Decaisne 又はその他同属植物の蔓性の茎。

〔原文〕軽、通、行水、瀉火。甘淡軽虚。上通心包、降心火、清肺熱、化津液。下通大小腸膀胱、導諸湿熱由小便出。通利九竅、血脈関節。治胸中煩熱、遍身拘痛、大渇引飲、淋瀝不通、耳聾目眩、口燥舌乾、喉痺咽痛、鼻齆失音脾疸好眠、除煩退熱、排膿止痛、行経下乳、通竅催生、汗多者禁用、藤有細孔、両頭皆通。

73. **沢瀉** (たくしゃ)

　通、湿熱を利し、腎火を瀉す。甘淡微鹹。膀胱に入り。小便を利し、腎経の火邪を瀉す。功は専ら湿を利し水を行す。消渇、嘔吐、瀉痢、淋瀝、尿血泄精、痰飲陰汗、腫脹水痞、疝痛脚気、湿熱の病を治す。湿熱既に除かれれば、則ち清気上行す。又た能く五臓を養い、気力を益し、陰気を起し、虚損を補い頭旋を止め、耳を聰くし、目を明らかにする功有り。多く服すれば目を昏ます。新鮮にして、

^{むしか}
蠧 まざる者は良し。塩水にて拌ぜ、或は酒に浸して用う。海蛤を
畏る。

〔注〕蠧（と、むしかむ）は、むしばむ、むしくいの意味。蛤は、はまぐり。
〔解〕沢瀉は、八味地黄丸に配合される。

　沢瀉は、オモダカ科 Arismataceae のサジオモダカ *Alisma plantago-aquatica* subsp. *orientale* の根茎。

〔原文〕通、利湿熱、瀉腎火。甘淡微鹹。入膀胱、利小便、瀉腎経之
火邪、功専利湿行水。治消渇嘔吐、瀉痢淋瀝、尿血泄精、痰飲陰汗、
腫脹水痞、疝痛脚気、湿熱之病、湿熱既除、則清気上行。又能養五臓、
益気力、起陰気、補虚損、止頭旋、有聡耳明目之功。多服昏目、新鮮
不蠧者良。塩水拌、或酒浸用。畏海蛤。

74. **車前草** （しゃぜんそう）

　通、水を行し、熱を瀉し、血を涼す。甘寒。血を涼し、熱を除き、
吐衄を止め、瘀瘀を消し、淋を通じ目を明らかにす。

〔解〕車前草は、オオバコ科、Plantaginaceae のオオバコ *Plantago asiatica* Linne の全草。

〔原文〕通、行水、瀉熱、涼血。甘寒。涼血除熱、止吐衄、消瘀瘀、
通淋明目。

75. **車前子** （しゃぜんし）

　通、水を利し、熱を瀉す。甘寒。肺肝の風熱を清し、膀胱の湿熱
を滲ぐ。小便を利して而気を走らせず、茯苓と與に功を同じくす。
陰を強くし精を益す。人をして子有らしむ。湿痺癃閉、暑湿瀉痢、
目赤障翳を治す。生を催し胎を下す。酒にて蒸し搗きて餅とし、焙

り研る。

〔解〕車前子は、牛車腎気丸に配合される。車前子は、オオバコ科 Plantaginaceae のオオバコ *Plantago asiatica* Linne の種子。

〔原文〕通、利水、瀉熱。甘寒。清肺肝風熱、参膀胱湿熱、利小便而不走気、與茯苓同功、強陰益精、令人有子。治湿痺癃閉、暑濕瀉痢、目赤障翳、催生下胎。酒蒸搗餅、焙研。

76. 茵陳 (いんちん)

通、湿熱を除き、諸黄を治す。苦は湿を燥し、寒は熱に勝つ。足の太陽経に入り、汗を発し水を利す。以て太陰、陽明の湿熱を泄す。疸黄を治するの君薬為り。又た傷寒時疾、狂熱瘴瘧、頭痛頭旋、女人瘕疝を治す。

〔注〕疸黄は、黄疸と同じ。瘴は、山川に生ずる毒気。瘕は、腹の中にしこりのできる病気。

〔解〕茵陳は、茵陳蒿とも言い、茵陳蒿湯や茵陳五苓散などに配合される。

茵陳は、キク科 Compositae のカワラヨモギ *Artemisia capillaris* Thunberg の頭花。

〔原文〕通、除湿熱、治諸黄。苦燥湿、寒勝熱。入足太陽経、発汗利水、以泄太陰陽明之湿熱。為治疸黄之君薬。又治傷寒時疾、狂熱瘴瘧、頭痛頭旋、女人瘕疝。

77. 附子 (ぶし)

大いに燥し、陽を回し、腎命の火を補い、風寒湿を逐う。辛甘毒有り。大熱純陽。其の性、浮にして沈まず。其の用、走りて守らず。

十二経絡を通行し、至らざる所無し。能く補気の薬を引きて、以て散失の元陽を複す。補血の薬を引きて、以て不足の真陰を滋す。発散の薬を引きて、腠理を開き、以て表に在る風寒を逐う。温暖の薬を引きて、下焦に達し、以て裏に在る寒湿を祛る。三陰傷寒、中寒中風、気厥痰厥、咳逆、嘔噦、膈噎、脾泄、陰毒腹痛、冷痢寒瘧、霍乱転筋、拘攣風痺、癥瘕積聚、小児慢驚、痘瘡灰白、癰疽斂らず、一切の沈寒痼冷の証を治す。経を通じ胎を墮す。母は烏頭と為す。附生する者は附子と為す。連生する者は側子と為す。細長き者は天雄と為す。兩岐なる者は烏喙と為す。五物は出を同じくして名を異にす。附子は川産の皮黒く体円く、底平にて八角、重さ一両以上の者を以て良し。生にて用うれば発散す。熟にて用うれば峻補す。水に浸し、麺にて裹み、煨じて発坼せしめ、皮臍を去り、熱に乗じて片に切り、炒りて内外倶に黄ならしめ、火毒を去りて用う。又た法に、甘草二銭、塩水、姜汁、童便各半盞、煮熟し、火毒を去りて用う。緑豆、童便、犀角、人参、黄耆、甘草、防風を畏る。豉汁を忌む。貝母、栝樓、半夏、白芨、白蘞に反す。附子を服して後、身目紅き者は、萊菔を用いて汁に搗き、黄連、甘草各五銭、犀角三銭を入れて煎服し以てその毒を解す。もし解すること遅く、血、耳目鼻口従り出る者は死す。或は泥漿水澄清を用うるも亦た解す可し。

〔注〕泥漿水は、『中薬大辞典』『漢方医学大辞典　薬物篇』『本草綱目』などには記載はない。地漿（『名医別録』）であろうか。

〔解〕附子は、真武湯、麻黄附子細辛湯、桂枝加朮附湯、八味地黄丸、牛車腎気丸、大防風湯などに配合される。

　附子は、キンポウゲ科 Ranunculaceae のハナトリカブト *Aconitum carmichaeli* Debeaux 又はオクトリカブト *A. japonicum* Thunb. の塊根で

附生するもの。

〔原文〕大燥、回陽、補腎命火、逐風寒湿。辛甘有毒、大熱純陽。其性浮而不沈、其用走而不守、通行十二経、無所不至。能引補気薬以複散失之元陽、引補血薬以滋不足之真陰、引発散薬開腠理、以逐在表之風寒、引温煖薬達下焦、以祛在裏之冷湿。治三陰傷寒、中寒中風、気厥痰厥、咳逆嘔噦、膈噎、脾泄、陰毒腹痛、冷痢寒瀉、霍乱転筋、拘攣風痺、癥瘕積聚、小児慢驚、痘瘡灰白、癰疽不斂、一切沈寒痼冷之証。通経墮胎、母為烏頭、附生者為附子、連生者為側子、細長者為天雄、両岐者為烏喙。五物同出異名。附子以川産皮黒体円、底平八角、重一両以上者良。生用発散、熟用峻補。水浸麺裏煨令発坼、去皮臍、乗熱切片、炒内外俱黄、去火毒用。又法、甘草二錢、塩水、姜汁、童便各半盞、煮熟、去火毒用。畏緑豆、童便、犀角、人参、黄耆、甘草、防風。忌豉汁、反貝母、栝樓、半夏、白芨、白蘞。服附子後、身目紅者、用莱菔搗汁、入黄連、甘草各五錢、犀角三錢、煎服、以解其毒。如解遅、血従耳目鼻口出者死。或用泥漿水澄清、亦可解。

78. 烏頭 (うず)

　大いに燥し、風を去る。功は附子に同じくして稍緩し。附子は性重峻。脾を温め、寒を逐う。烏頭は性軽疏、脾を温め風を逐う。寒疾は附子に宜し。風疾は烏頭に宜し。畏悪同じ。

〔解〕烏頭は、烏頭湯、烏頭桂枝湯などに配合される。

　烏頭は、キンポウゲ科 Ranunculaceae のハナトリカブト *Aconitum carmichaeli* Debeaux 又はオクトリカブト *A. japonicum* Thunb. の塊根の母根。

〔原文〕大燥、去風。功同附子稍緩。附子性重峻。温脾、逐寒。烏頭

性軽疏、温脾、逐風。寒疾宜附子。風疾宜烏頭。畏悪同。

79. 天雄 (てんゆう)

大いに燥し、陽虚を補う。辛熱毒有り。下焦命門の陽虚を補う。風寒湿痺を治す。風家の主薬と為す。汗を発し、又た能く陰汗を止む。

〔解〕天雄は、天雄散などに配合される。

天雄は、キンポウゲ科 Ranunculaceae のハナトリカブト *Aconitum carmichaeli* Debeaux 又はオクトリカブト *A. japonicum* Thunb. の塊根の細長きもの。

〔原文〕大燥、補陽虚。辛熱有毒。補下焦命門陽虚、治風寒湿痺、為風家主薬、発汗又能止陰汗。

80. 蛇床子 (じゃしょうし)

腎命を補い、風湿を去る。辛苦にして温。陽を強くし陰を益し、腎を補い寒を散じ、風を祛り、湿を燥す。陰痿嚢湿、女子陰腫、陰癢、子臟虚寒、腎命の病、及び腰酸體痺、帯下脱肛、喉痺歯痛、湿癬悪瘡、風湿諸病を治す。煎湯に浴し、風癢を去る。小茴に似て細なり。微し妙り、毒を殺すは則ち辣からず。丹皮、貝母、巴豆を悪む。

〔注〕癢は、痒と同じ意味で痒い皮膚病。

〔解〕蛇床子は、蛇床子散などに配合される。

蛇床子は、セリ科 Umbelliferae のオカゼリ *Cnidium monnieri* (L.) Cusson の果実である。

〔原文〕補腎命、去風湿。辛苦而温。強陽益陰、補腎散寒、祛風燥湿。

治痿囊湿、女子陰腫陰癢、子臟虚寒、腎命之病。及腰酸体痺、帯下脱肛、喉痺歯痛、湿癬悪瘡、風湿諸病。煎湯浴、去風癢。似小茴而細。微妙殺毒則不辣。悪丹皮、貝母、巴豆。

81. 蒺藜子 (しつりし)

平。肝腎を補う。苦温。腎を補う。辛温。肺気を瀉す。肝風を散ず。精を益し目を明らかにす。虚労腰痛、遺精帯下、肺痿咳逆、喉痺目赤、乳閉癥瘕、痔漏癩腫、肺肝腎の三経の病を治す。生を催し胎を墮す。沙苑蒺藜は緑色腎に似る。炒り用う。刺蒺藜三角刺有り。刺を去り、酒にて拌ぜ蒸す。功用略同じ。

〔解〕蒺藜子は、当帰飲子などに配合される。

蒺藜子は、ハマビシ科 Zygophyllaceae のハマビシ *Tribulus terrestris* L. の未成熟果実である。

〔原文〕平補、肝腎。苦温補腎、辛温瀉肺気而散肝風、益精明目。治虚労腰痛、遺精帯下、肺痿咳逆、喉痺目赤、乳閉癥瘕、痔漏癩腫、肺肝腎、三経之病、催生墮胎、沙苑蒺藜、緑色似腎、炒用、刺蒺藜、三角有刺。去刺酒拌蒸。功用略同。

82. 砂仁 (しゃじん)（縮砂 (しゅくしゃ)）

即、縮砂なり。宣、気を行らし。中を調う。辛温、香竄。肺を補い腎を益し、胃を和し脾を醒し、気を快くし、中を調え、結滞を通行す。腹痛痞脹、噎膈嘔吐、上気咳嗽、赤白瀉利、霍乱轉筋、奔豚崩帯を治す。痰を祛り冷を逐い、食を消し酒を醒まし、痛を止め胎を安んず。咽喉口歯の浮熱を散じ、銅鐵骨鯁を化す。嶺南に出ず。仁を取り、研り用う。

〔解〕砂仁は、安中散などに配合される。

　砂仁は、ショウガ科 Zingiberaceae の砂仁 *Amomum xanthioides* Wall. の種子の塊である。

〔原文〕宣、行気、調中。辛温香竄。補肺益腎、和胃醒脾、快気調中、通行結滞。治腹痛痞脹、噎膈嘔吐、上気咳嗽、赤白瀉利、霍乱転筋、奔豚崩帯。祛痰逐冷、消食醒酒、止痛安胎、散咽喉口歯浮熱、化銅鐵骨鯁、出嶺南、取仁研用。

83. **香附** (こうぶ)

　宣。気を調え、鬱を開く。性平は気香る。味辛は能く散ず。微苦は能く降す。微甘は能く和す。乃ち血中の気薬なり。十二経、八脈気分に通行す。一切気を主る。三焦を利し、六鬱を解す。諸痛を止む。多く怒り多く憂え、痰飲胕腫、腹痛痞満、渓食積聚、霍乱吐瀉、腎気脚気、癰疽瘡瘍、吐血便血、崩中帯下、月候不調、胎産百病を治す。能く陳を推して新を致す。故に諸書に皆云う気を益すと。毛を去りて用う。生は則ち胸膈に上行す。皮膚に外達す。熟は則ち肝腎に下走し、腰膝に旁徹す。童便に浸し炒れば、則ち血分に入りて虚を補う。塩水に浸し炒れば、則ち血分に入りて燥を潤す。青塩にて炒れば、則ち腎気を補う。酒に浸し炒れば、則ち経絡に行る。醋に浸し炒れば、則ち積聚を消す。姜汁にて炒れば、則ち痰飲を化す。鉄を忌む。

〔注〕六鬱は、痰鬱、火鬱、氣鬱、血鬱、湿鬱、食鬱のこと。

〔解〕香附は、香附子とも言い、柴胡疏肝散などに配合される。

　香附子は、イネ科 Gramineae のハマスゲ *Cyperus rotundus* L. の根茎である。

〔原文〕宣、調気、開鬱。性平気香、味辛能散、微苦能降、微甘能和。乃血中気薬、通行十二経。八脈気分、主一切気。利三焦、解六鬱、止諸痛。治多怒多憂、痰飲胕腫、腹痛痞満、渓食積聚、霍乱吐瀉、腎気脚気、癰疽瘡瘍、吐血便血、崩中帯下、月候不調、胎産百病、能推陳致新、故諸書皆云益気、去毛用。生則上行胸膈、外達皮膚。熟則下走肝腎、旁徹腰膝。童便浸炒、則入血分而補虚。塩水浸炒、則入血分而潤燥。青塩炒、則補腎気。酒浸炒、則行経絡。醋浸炒、則消積聚。姜汁炒、則化痰飲。忌鐵。

84.　**木香** (もっこう)

　宣。気を行す。辛苦にして温。三焦気分の薬、能く諸気を升降す。肺気を泄し、肝気を疏し、脾気を和す。一切の気痛、九種心痛、嘔逆反胃、霍乱瀉痢、後重癃閉、痰壅気結、疢癖癥塊、腫毒蟲毒、衝脈の病を為す、気逆裏急を治す。鬼物を殺し、瘴霧を禦ぎ、腋臭を去り、大腸を実し、食を消し胎を安んず。もし陰火衝き上れば、反って火邪を助く。過服すれば、真気を泄す。番舶上より来る。形は枯骨の如く、味苦く舌に粘る者は良し。汁に磨し用う。東垣は黄連を用いて製す。亦た蒸して用い、麺にて裹み煨し熱し用うる者有り。火を畏る。

〔解〕木香は、香砂六君子湯などに配合される。

　木香は、キク科 Compositae のトウヒレン属植物 *Saussurea lappa* Clarke の根。

〔原文〕宣。行気。辛苦而温。三焦気分之薬、能升降諸気、泄肺気、疏肝気、和脾気。治一切気痛、九種心痛、嘔逆反胃、霍乱瀉痢、後重癃閉、痰壅気結、疢癖癥塊、腫毒蟲毒、衝脈為病、気逆裏急。殺鬼物、

禦瘴霧、去腋臭、実大腸、消食安胎。若陰火衝上者、反助火邪、過服
泄真気、番舶上来、形如枯骨、味苦粘舌者良。磨汁用。東垣用黄連製、
亦有蒸用麺裹煨熟用者、畏火。

85. 茴香 （ういきょう）

　燥、腎命門を補い、寒疝を治す。大茴は辛熱、腎膀胱経に入り、
丹田を暖め、命門の不足を補う。胃を開き食を下し、中を調え嘔を
止む。小腸冷気、癀疝陰腫、乾湿脚気を療す。多く食せば目を損し、
瘡を発す。小茴は辛平。気を理め胃を開き、亦た寒疝を治す。食料
之に宜し。大きさ麦粒の如し。軽くして細稜有る者は大茴と名づく。
寧夏に出づ。他處の小さき者は小茴と名づく。蕃自り舶来す。実、
八弁の者は、八角茴香と名づく。黄に炒りて用う。酒を得れば良し。
塩を得れば、則ち腎に入りて、腎邪を発す。故に陰疝を治す。

〔注〕癀は、陰部の病気。寧夏は、地名。蕃は、外国のこと。

〔解〕茴香は、安中散などに配合される。

　茴香は、セリ科 Umbelliferae のウイキョウ *Foeniculum vulgare* の成
熟果実。

〔原文〕燥、補腎命、治寒疝。大茴辛熱。入腎膀胱経。緩丹田、補命
門不足。開胃下食、調中止嘔。療小腸冷気、癀疝陰腫、乾湿脚気。多
食損目発瘡。小茴辛平、理気開胃、亦治寒疝。食料宜之。大如麦粒、
軽而有細稜者名大茴、出寧夏、他處小者名小茴。自番舶来、實八瓣者、
名八角茴香。炒黄用、得酒良。得塩則入腎、発腎邪、故治陰疝。

86. 良姜 （りょうきょう）

　宣、燥、胃を煖め寒を散ず。辛熱。胃を煖め寒を散ず。食を消し

酒を醒す。胃脘冷痛、霍乱瀉痢、吐悪噫膈、瘴瘧冷癖を治す。肺胃
熱する者は之を忌む。嶺南高州に出づ。子は、紅豆蔲と名づく。肺
を温め寒を散ず。脾を醒し湿を燥し、食を消し酒を解す。並東壁土
に炒り用う。

〔解〕良姜は、高良姜と同じで、安中散などに配合される。

　良姜は、ショウガ科 Zingiberaceae の良姜 *Alpinia officinarum* Hance
の根茎。

〔原文〕宣、燥、煖胃散寒。辛熱。煖胃散寒、消食醒酒。治胃脘冷痛、
霍乱瀉痢、吐悪噫膈、瘴瘧冷癖。肺胃熱者忌之。出嶺南高州。子、名
紅豆蔲、温肺散寒、醒脾燥湿、消食解酒、並東壁土炒用。

87. 金銀花 (きんぎんか)

　熱を瀉し、毒を解し、虚を補い、風を療す。甘寒。肺に入る。熱
を散じ毒を解し、虚を補い、風を療す。癰疽疥癬、楊梅悪瘡、腸澼
血痢、五種尸疰を治す。冬を経て凋まず、一に忍冬と名づく。花、
葉も功同じ。花の香は尤も佳なり。酒に醸し茶に代え、膏に熬すは
並に妙あり。

〔注〕尸は、死体、しかばね。疰は、流行病。凋は、しぼむ、なおれ
ること。熬すは、炒る、焦がす、焼くこと。

〔解〕金銀花は、忍冬酒、忍冬丸などに配合される。

　金銀花は、スイカズラ科 Caprifoliaceae のスイカズラ *Lonicera*
japonica Thunberg の花蕾。

〔原文〕瀉熱、解毒、補虚、療風。甘寒入肺。散熱解毒、補虚、療風。
治癰疽疥癬、楊梅瘡毒、腸澼血痢、風気湿気、五種尸疰。経冬不凋、
一名忍冬、花葉同功、花香尤佳。醸酒代茶。熬膏並妙。

88. 蒲公英 (ほこうえい)

一名は黄花地丁。熱を瀉す。毒を解す。甘平。花黄は土に属す。太陰、陽明に入る。。熱毒を化す。食毒を解す。腫核を消す。専ら乳癰、疔毒を治す。亦た淋を通ずるの妙品為り。牙に擦り、髭髪を烏くす。白汁は悪刺塗る。葉は萵苣の如く、花は単弁の菊花の如し。四時に花有り。花罷りて絮を飛ばす。断之を断てば茎中に白汁有り。

〔注〕萵苣は、ちしゃ、ちさ、キク科の植物で、レタスのこと。罷は、止む、おわること。

〔解〕蒲公英は、蒲公英湯などに配合される。

蒲公英は、キク科 Compositae のモウコタンポポ *Taraxacum mongolicum* Hand.-Mazz.、シナタンポポ T. *sinicum* Kitag. などの根をつけた全草。

〔原文〕瀉熱、解毒。甘平。花黄属土、入太陰陽明。化熱毒、解食毒、消腫核。専治乳癰、疔毒、亦為通淋妙品、擦牙、烏髭髪。白汁塗悪刺、葉如萵苣有刺、花如單瓣菊花、四時有花、花罷飛絮、断之莖中有白汁。

89. 牛蒡子 (ごぼうし)

一名は鼠粘子、一名は悪実。熱を瀉し、結を散じ、毒を解す。辛平。上升す。肺を潤し熱を解す。結を散じ、風を除く。咽膈を利し、痰嗽を理め、斑疹を消す。小便を通ず。十二経を行し、諸腫瘡瘍の毒を散じ、腰膝凝滞の気を利す。実は葡萄に似て褐色、酒に拌し蒸し、白霜有って待ち、拭い去って用う。

〔解〕牛蒡子は、銀翹散などに配合される。

牛蒡子は、キク科 Compositae のゴボウ *Arctium lappa* L. の成熟果実。

〔原文〕瀉熱、散結、解毒。辛平上升。潤肺、解熱、散結、除風。利

咽膈、理痰嗽、消斑疹、利小便、行十二経。散諸腫瘡瘍之毒、利凝滞腰膝之気。実如葡萄而褐色、酒拌蒸、待有白霜、拭去用。

90. 射干 (やかん)

火を瀉し、結を散ず。苦寒。毒有り。能く実火を瀉す。火降れば則ち血散じ腫を消して痰結自ら解す。故に能く老血を消す。太陰、厥陰の積痰を行す。喉痺、咽痛を治するの要薬為り。結核瘰疬、便毒瘭母を治す。経閉を通ず。大腸を利す。肝を鎮め、目を明らかにす。扁竹花の根なり。泔水に浸すこと一日、箽竹葉に煮ること半日にして用う。

〔注〕箽は、竹の名。

〔解〕射干は、射干麻黄湯、鼈甲煎丸などに配合される。

　射干は、アヤメ科 Iridaceae のヒオウギ *Belamcanda chinensis*（L.）DC. の根茎。

〔原文〕瀉火、散結。苦寒有毒。能瀉実火、火降則血散腫消、而痰結自解、故能消老、血行太陰厥陰之積痰。治喉痺、咽痛、為要薬。消結核瘰疬、便毒瘭母、通経閉、利大腸、鎮肝明目。扁竹花根也。泔水浸一日、箽竹葉煮半日用。

91. 白頭翁 (はくとうおう)

熱を瀉し、血を散ず。苦は腎を堅む。寒は血を涼す。陽明の血分に入る。熱毒血痢、温瘧寒熱、歯痛骨痛、鼻衄禿瘡、瘰癧瘭疬、血痔偏墜を治す。風有るは反て静か、風無ければ則ち搖れ、根に近き処白し。白茸の長さ寸余り。故に名付く。酒を得て良し。

〔解〕白頭翁は、白頭翁湯などに配合される。

白頭翁は、キンポウゲ科 Ranunculaceae のヒロハオキナグサ *Pulsatilla chinensis* Regel の根である。

〔原文〕瀉熱、散血。苦。堅腎、寒涼血。入陽明血分。治熱毒血痢、温瘧寒熱、歯痛骨痛、鼻衄禿瘡、瘰癧疝瘕、血痔偏墜、有風反靜、無風則搖、近根処有白茸長寸余故名。得酒良。

92. 王不留行 （おうふるぎょう）

通。血を行す。甘苦平。其の性行りて住まず、能く血分に走りて、血脈を通す。乃ち陽明、衝任の薬なり。風を除き痺を去り、血を止め痛を定め、経を通し便を利し、乳を下す。生を催す。金瘡、癰瘡を治す。竹木刺を出す。孕婦は之を忌む。花は鈴鐸の如し。実は燈籠子の如し。殻五棱、苗子を取り、蒸して漿水に浸し用う。

〔解〕王不留行は、王不留行散などに配合される。

王不留行は、ナデシコ科 Caryophyllaceae のドウカンソウ *Vaccaria segetalis* Garcke の種子。

〔原文〕通。行血。甘苦而平。其性行而不住、能走血分通血脈、乃陽明衝任之薬。除風去痺、止血定痛、通経利便、下乳催生。治金瘡、癰瘡、出竹木刺。孕婦忌之。花如鈴鐸、実如燈籠子殻五棱。取苗子蒸、漿水浸用。

93. 白蘚皮 （はくせんひ）

通。風湿を祛る。気寒は善く行し。味は苦く性は燥。脾胃に入り湿熱を除く。兼て膀胱、小腸に入り水道を行す。関節を通じ、九竅を利し、諸黄、風痺の要薬為り。兼ねて風瘡疥癬、女子陰中腫痛を治す。根黄白にして心実し、皮を取り用う。惡桑螵蛸、桔梗、茯苓、

草薢を悪む。

〔解〕一味白蘚皮湯は、産後風を治す、という汪昂の注があり興味深い。

　白蘚皮は、ミカン科 Rutaceae のハクセン *Dictamnus dasycarpus* Turcz. の根の皮である。

〔原文〕通、袪風湿。気寒善行、味苦性燥、入脾胃除湿熱、兼入膀胱、小腸。行水道、通関節、利九竅。為諸黄、風痺之要薬、兼治風瘡疥癬、女子陰中腫痛。根黄白而心実。取皮用。悪桑螵蛸、桔梗、茯苓、草薢。

94.　土茯苓 (どぶくりょう) （山帰来 (さんきらい)）

　通。湿熱を去り、脾胃を補う。甘淡にして平。陽明の主薬。脾胃を健にし、風湿を袪る。脾胃健なれば則ち営衛從う、風湿除れれば則ち筋骨利す。小便を利し、瀉泄を止む。筋骨拘攣、楊梅瘡毒を治す。大きさ鴨子の如く、連綴して生ず、俗に冷飯團と名づく。赤白の二種有り。白き者は良し。煮て食うべし。亦た生にて啖うべし。茶を忌む。

〔注〕綴は、つなぎ合わせる、つなぐこと。啖は、食う、食らうこと。

〔解〕土茯苓は、梅毒治療薬の香川解毒剤などに配合される。

　土茯苓は、山帰来と同じであり、ユリ科 Liliaceae のサンキライ *Smilax glabra* Roxburgh の塊茎。

〔原文〕通。去湿熱、補脾胃。甘淡而平。陽明主薬、健脾胃、袪風湿、脾胃健則営衛從、風濕除則筋骨利。利小便、止瀉泄。治筋骨拘攣、楊梅瘡毒、大如鴨子、連綴而生、俗名冷飯團。有赤白二種、白者良。可煮食、亦可生啖。忌茶。

95. 茯苓 (ぶくりょう)

平。脾土を補い、行水を通ず。甘温。脾を益し、陽を助け、淡滲。
竅を利し湿を除く。色白く肺に入り熱を瀉して膀胱に下通す。心を
寧んじ気を益す。榮を調え衛を理め、魄を定め、魂を安んず。憂恚
驚悸、心下結痛、寒熱煩満、口焦舌乾、咳逆嘔噦、膈中の痰水、水
腫淋瀝、泄瀉遺精を治す。小便結する者は能く通ず。多き者は能く
止む。津を生じ渇を止め、熱を退き胎を安んず。松根霊気結して成
る。大きさ斗の如く、色白く、堅実なる者を以て良し。皮を去り、
乳にて拌ぜ蒸す。白き者は肺膀胱の気分に入り、赤き者は心小腸気
分に入る。心脾を補い、白は赤に勝つ。湿熱を利し赤は白に勝つ。
白斂を悪み。地楡、秦艽、龜甲、雄黄を畏れ、醋を忌む。皮は専ら
能く水を行す。水腫膚脹を治す。

〔解〕茯苓は、桂枝茯苓丸などに配合される。

茯苓は、マツホド *Poria cocos* (Fr.) Wolf. の菌核

〔原文〕平。補脾土、通。行水。甘温、益脾助陽、淡滲、利竅除湿。
色白入肺瀉熱、而下通膀胱、寧心益気、調営理衛、定魄安魂。治憂恚
驚悸、心下結痛、寒熱煩満、口焦舌乾、咳逆嘔噦、膈中痰水、水腫淋瀝、
泄瀉遺精、小便結者能通、多者能止、生津止渇、退熱安胎。松根霊気
結成、以大如斗、色白堅実者良。去皮、乳拌蒸。白者入肺膀胱気分、
赤者入心小腸気分、補心脾、白勝于赤、利湿熱、赤勝于白。悪白斂。
畏地楡、秦艽、龜甲、雄黄。忌醋。皮専能行水、治水腫膚脹。

96. 肉桂 (にくけい)

大いに燥し、腎命の火を補う。辛甘大熱、気厚く純陽。肝腎の血
分に入り、命門の相火の不足を補う。陽を益し、陰を消す。沈寒痼

冷の病を治す。能く汗を発し、血脈を疏通し、百薬を宣導する。営
衛風寒、表虚自汗、腹中冷痛、咳逆結気を去る。木、桂を得て枯る。
又た能く肝風を抑えて、脾土を扶く。従て目赤腫痛、及び脾虚悪食、
湿盛泄瀉を治す。経を通じ胎を堕す。嶺南、桂州に出る者は良し。
色紫にして肉厚く、味辛甘の者は、肉桂と為す。粗皮を去りて用う。
裏外の皮を去り、中心に當る者は、桂心と為す。枝上の嫩皮は、桂
枝と為す。人参、甘草、麦冬を得て良し。生蔥、石脂を忌む。

〔解〕肉桂は、桂皮と同じものであり、クスノキ科 Lauraceae の桂
Cinnamomum cassia Blume の粗皮を除いた樹皮。

〔原文〕大燥、補腎命火。辛甘大熱、気厚純陽。入肝腎血分、補命門
相火之不足、益陽消陰。治沈寒痼冷之病、能発汗疏通血脈、宣導百薬、
去営衛風寒、表虚自汗、腹中冷痛、咳逆結気。木得桂而枯、又能抑肝
風而扶脾土、従治目赤腫痛、及脾虚悪食、湿盛泄瀉、通経堕胎。出嶺
南桂州者良、去粗皮用、去裏外皮、当中心者、為桂心。枝上嫩皮、為
桂枝。得人参甘草麦冬良。忌生蔥石脂。

97. 桂心 (けいしん)

　燥。陽を補い、血を活す。苦は心に入る、辛は血に走る。能く血
を引き、汗に化し、膿に化し、癥疽、痘瘡を内托す。益精明目、瘀
を消し肌を生ず。労傷を補い、腰膝を暖め、筋骨を續く。風痺癥瘕、
噎膈腹満、腹内冷痛、九種心痛を治す。

〔解〕桂心は、クスノキ科 Lauraceae の桂 *Cinnamomum cassia* Blume
の樹皮の外皮を除いたものである。

〔原文〕燥、補陽、活血。苦入心。辛走血。能引血、化汗、化膿、内
托癥疽痘瘡。消瘀生肌、補労傷、暖腰膝、續筋骨。治風痺癥瘕、噎膈

腹満、腹内冷痛、九種心痛。

98. 桂枝 (けいし)

　軽。肌を解し、営衛を調う。辛甘にして温、気薄く升浮す。太陰肺、太陽膀胱経に入る。経を温め、脈を通じ、汗を発し、肌を解す。傷風頭痛、中風自汗を治す。営衛を調和す。邪をして汗に従い出だ
さしむ。しこうして汗自ら止む。亦た手足痛風、脇風を治す。

〔解〕桂枝は、クスノキ科 Lauraceae の桂 *Cinnamomum cassia* Blume
の嫩枝である。

〔原文〕軽。解肌、調営衛。辛甘而温、気薄升浮。入太陰肺太陽膀胱経。温経通脈、発汗解肌。治傷風頭痛、中風自汗、調和営衛、使邪従汗出、而汗自止。亦治手足痛風、脇風。

99. 枸杞子 (くこし)

　平補にして潤。甘平。肺を潤し肝を清し、腎を滋し気を益し、精を生じ陽を助け、虚労を補い、筋骨を強くす。風を去り目を明らかにす。大小腸を利す。嗌乾消渇を治す。南方樹の高さ数尺。北方は並に是れ大樹なり。甘州産する所、紅潤で核少なきものを以て良し。酒に浸し搗きて用う。根は地骨皮と名づく。葉は、天精草と名づく。苦甘にして涼。上焦心肺の客熱を清す。茶に代って消渇を止む。

〔注〕嗌は、咽咽喉のこと。

〔解〕枸杞子は、杞菊地黄丸などに配合される。

　枸杞子は、ナス科 Solanaceae のクコ *Lycium chinense* Miller 又はナ
ガバクコ *Lycium barbarum* Linne の果実。

〔原文〕平補而潤。甘平。潤肺清肝、滋腎益気、生精助陽、補虚労、

強筋骨。去風明目、利大小腸。治嗌干消渇、南方樹高数尺、北方並是大樹。以甘州所産、紅潤少核者良。酒浸搗用。根名地骨皮。葉名天精草、甘苦而涼。清上焦心肺客熱代茶止消渇。

100. **地骨皮** (じこっぴ)

　熱を瀉し血を涼し、汗有るの骨蒸を退け、正気を補う。甘淡にして寒。肺中の伏火を降し、肝腎虚熱を瀉し、能く血を涼して正気を補う。故に五内の邪熱、吐血尿血、咳嗽消渇を内治す。肌熱、虚汗、風湿、周痺を外治す。上は頭風痛を除く。中は胸脇痛を平にす。下は大小腸を利す。表に在る無定の風邪、傳尸、有汗の骨蒸を療す。甘草水に浸すこと一宿にして用う。

〔解〕地骨皮は、地骨皮湯などに配合される。

　地骨皮は、ナス科 Solanaceae のクコ *Lycium chinense* Miller 又はナガバクコ *Lycium barbarum* Linne の根皮。

〔原文〕瀉熱涼血、退有汗之骨蒸、補正気。甘淡而寒。降肺中伏火、瀉肝腎虚熱、能涼血而補正気。内治五内邪熱、吐血咳嗽消渇。外治肌熱虚汗風湿周痺。上除頭風痛。中平胸脇痛、下利大小腸。療在表無定之風邪、傳尸有汗之骨蒸。甘草水浸一宿用。

101. **山茱萸** (さんしゅゆ)

　平。肝腎を補い、精気を濇す。辛温酸濇。腎を補い、肝を温む。精を固くし、気を秘し、陰を強くし陽を助く。五臓を安んず。九竅を通じ、腰膝を暖め、小便を縮む。風寒湿痺、鼻塞目黄にて、耳鳴耳聾するを治す。核を去りて用う。桔梗、防風、防己を悪む。

〔解〕山茱萸は、八味地黄丸などに配合される。

山茱萸は、ミズキ科 Cornaceae のサンシュユ Cornus officinalis Siebold et Zuccarini の偽果の果肉である。

〔原文〕平。補肝腎、濇精気。辛温酸濇。補腎温肝。固精秘気、強陰助陽、安五臓、通九竅、煖腰膝、縮小便。治風寒湿痺、鼻塞目黄、耳鳴耳聾。去核、核能滑精。悪桔梗、防風、防己。

102. 酸棗仁 (さんそうにん)

補にして潤、汗を斂め、心を寧んず。甘酸にして潤。専ら肝胆を補う。炒熟し酸温にして香る。亦た能く脾を醒す。陰気を助け、筋骨を堅くす。煩渇を除き、汗を斂め、心を寧んず。胆虚眠らず、酸痺久瀉を療す。生にて用うれば酸平、胆熱、好んで眠を療す。皮尖を去り、研りて用う。防己を悪む。

〔解〕酸棗仁は、酸棗仁湯、帰脾湯などに配合される。

酸棗仁は、クロウメモドキ科 Rhamnaceae のサネブトナツメ Ziziphus jujuba Mill. var. spinosa（Bunge）Hu. F. Chou の種子である。

〔原文〕補而潤、斂汗、寧心。甘酸而潤。専補肝胆。炒熟酸温而香、亦能醒脾。助陰気、堅筋骨。除煩渇、斂汗、寧心、療胆虚不眠、酸痺久瀉。生用酸平。療胆熱好眠、去皮尖研用。悪防己。

103. 杜仲 (とちゅう)

腰膝を補う。甘温は能く補い、微辛は能く潤す。色紫にして肝経気分に入り、肝燥を潤して、肝虚を補う。子能く母をして実せしむ。故に兼て腎を補う。肝充つれば則ち筋健し、腎充つれば則ち骨強し。能く使筋骨をして相著せしむ。腰膝酸痛、陰下湿癢、小便餘瀝、胎漏胎墜を治す。漢中に出づ。厚潤なる者は良し。粗皮を去りて鉎む。

或は酥にて炙り、酒にて炙り、蜜にて炙り、塩酒にて炒り、姜汁にて炒る、絲に断ちて用う。黒参を悪む。

〔注〕著は、目立つようにする。

〔解〕杜仲は、杜仲丸などに配合される。

　杜仲は、トチュウ科 Eucommiaceae のトチュウ *Eucommia ulmoides* Oliv. の樹皮である。

〔原文〕補腰膝。甘温能補。微辛能潤。色紫入肝経気分。潤肝燥、補肝虚。子能令母実、故兼補腎。肝充則筋健、腎充則骨強、能使筋骨相著。治腰膝酸痛、陰下湿癢、小便餘瀝、胎漏胎墜。出漢中。厚潤者良。去粗皮鋤、或酥炙酒炙蜜炙塩酒炒、姜汁炒、断絲用。悪黒参。

104. 桑白皮 (そうはくひ)

　肺を瀉し、水を行らす。十剤は燥に作る。凡そ水行らす者は多く燥剤に属す。甘辛にして寒。肺火を瀉し、二便を利し、瘀血を散ず。気を下し水を行らし、痰を清し、嗽を止む。肺熱喘満、唾血熱渇、水腫臚脹を治す。然れども性純良ならざる。肺気虚し及び風寒嗽を作す者は用いることを慎む。線と為し金瘡を縫うべし。薄皮を刮り去り、白を取りて用う。続断、桂心は使と為す。鐵を忌む。桑は乃ち箕星の精、其の木は関節を利し、津液を養い、水を行らし、風を祛る。其の火毒気を拔引し、風寒湿痺を祛る。凡そ、補薬の諸膏、桑柴にて煎ずるに宜し。内も亦た桑枝にて撹するに宜し。

〔注〕箕星は、星の名前で射手座の中の星。

〔解〕桑白皮は、五虎湯などに配合される。

　桑白皮は、クワ科 Moraceae のマグワ *Morus alba* L. の根皮。

〔原文〕瀉肺、行水、十剤作燥、凡行水者多属燥剤。甘辛而寒。瀉肺火、

利二便、散瘀血、下気行水、清痰止嗽、治肺熱喘満、唾血熱渇、水腫臚脹。然性不純良。肺気虚及風寒作嗽者慎用。為線可縫金瘡。刮去薄皮、取白用。續断、桂心為使。忌鐵。桑乃箕星之精。其木利関節、養津液、行水、祛風。其火拔引毒気、祛風寒湿痺。凡補藥諸膏、宜桑柴煎、内亦宜桑枝攪。

105. **桑寄生** (そうきせい)

　筋骨を補い、風湿を祛る。苦は腎を堅くし、筋骨を助けて歯を固め、髪を長くす。甘は血を益し、崩漏を主り乳を下す、胎を安んず。外科、瘡瘍を散じ、風湿を追う。他樹は寄生多く、桑上に採る者を以て真と為す。雑樹は恐くは反て害有り。莖葉、並に用う。火を忌む。

〔注〕崩漏は、子宮出血。

〔解〕桑寄生は、桑上寄生と同じである。独活寄生湯などに配合される。

　桑寄生は、ヤドリギ科 Loranthaceae の *Loranthus parasiticus* Merr. の各種植物の葉を帯びた茎枝で、寄生は、桑とは限らず多種の樹木に寄生する。

〔原文〕補筋骨、祛風湿。苦堅腎、助筋骨而固歯、長髪。甘益血、主崩漏而下乳安胎。外科散瘡瘍、追風湿。他樹多寄生、以桑上採者為真、雑樹恐反有害。莖葉並用。忌火。

106. **梔子** (しし)

　心肺三焦の火を瀉す。苦寒。軽飄は肺に象どる。色赤きは入心に入る。心肺の邪熱を瀉し、之をして屈曲して下行し、小便に従いて出ださしむ。しかして、三焦の鬱火以て解す。熱厥、心痛以て平に

す。吐衄、血淋、血痢の病、以て息む。心煩懊憹して、不眠、五黄、五淋、亡血津枯、口渇目赤、紫癜白癩、皰皶瘡瘍を治す。生にて用うれば火を瀉す、黒に炒りて血を止む。姜汁にて炒り煩嘔を止む。内熱には仁を用う。表熱には皮を用う。

〔注〕飄(ひょう)は、ただよう、さまようこと。吐衄は、鼻出血のこと。血淋は、血尿のこと。血痢は、血液を混じる下痢のこと。皰皶(ほうさ)は、にきびのこと。

〔解〕梔子は、梔子豉湯などに配合される。

　梔子は、アカネ科 Rubiaceae のクチナシ *Gardenia jasminoides* Ellis 又はその他同属植物の果実。

〔原文〕瀉心、肺、三焦之火。苦寒。軽飄象肺、色赤入心、瀉心肺之邪熱、使之屈曲下行、従小便出。而三焦之鬱火以解、熱厥、心痛以平。吐衄、血淋、血痢之病以息。治心煩懊憹不眠、五黄、五淋、亡血津枯、口渇目赤、紫癜白癩、皰皶瘡瘍、生用瀉火、炒黒止血、姜汁炒止煩嘔。内熱用仁、表熱用皮。

107. 猪苓 (ちょれい)

　通。水を行らし、湿を燥す。苦は滞を泄す。淡は竅を利す。甘は陽を助く。膀胱腎経に入る。升りて能く降る。腠を開き汗を発し、湿を利し、水を行らす。茯苓と同じくして補ならず。傷寒、温疫大熱、懊憹消渇、腫脹淋濁、瀉痢痎瘧を治す。然れども津液耗らん。多く服すれば腎を損い目を昏ます。多く楓樹の下に生ず。塊は、猪屎の如し、故に名づく。肉白にして実なる者は良し。皮を去りて用う。

〔注〕痎瘧(かいぎゃく)は、マラリアのこと。

〔解〕猪苓は、猪苓湯、五苓散などに配合される。

　猪苓は、サルノコシカケ科 Polyporaceae のチョレイマイタケ *Polyporus umbellates* Fries の菌核。

〔原文〕通。行水、燥湿。苦泄滞淡利竅、甘助陽。入膀胱腎経。升而能降、開腠発汗、利湿行水、與茯苓同而不補。治傷寒、温疫大熱、懊憹消渇、腫脹淋濁、瀉痢痎瘧、然耗津液、多服損腎昏目。多生楓樹下、塊如豬屎故名。肉白而実者良。去皮用。

108. 黄柏 (おうばく)

　相火を瀉し、腎水を補い、湿を燥し、熱を清す。苦寒微辛、沈陰下降す。膀胱の相火を、瀉す。腎水の不足を補い、腎を堅くし燥を潤し、湿を除き熱を清す。下焦の虚、骨蒸労熱、諸痿癰瘓、目赤耳鳴、消渇便閉、黄胆水腫、痔血腸風、水瀉熱痢、漏下赤白、諸瘡痛癢、頭瘡口瘡を療す。蟲を殺し蛕を安んず。久しく服せば胃を傷り、尺脈弱き者は、用いることを禁ず。川産の、肉厚く、色深き者は良し。生にて用うれば実火を降す。炒り熟すれば則ち胃を傷らず。酒にて製すれば上を治す。蜜にて製すれば中を治す。塩にて製すれば下を治す。

〔注〕蛕(かい)は、回虫のこと。川産は、四川省産のこと。

〔解〕黄柏は、黄連解毒湯などに配合される。

　黄柏は、ミカン科 Rutaceae のキハダ *Phellodendron amurense* Ruprecht 又は *P. chinense* Schneider の周皮を除いた樹皮。

〔原文〕瀉相火、補腎水、燥湿、清熱。苦寒微辛、沈陰下降。瀉膀胱相火。補腎水不足、堅腎潤燥、除湿清熱。療下焦虚、骨蒸労熱、諸痿癰瘓、目赤耳鳴、消渇便閉、黄疸水腫、痔血腸風、水瀉熱痢、漏下赤白、

諸瘡痛癢、頭瘡口瘡。殺蟲安蛔。久服傷胃、尺脈弱者禁用、川産、肉厚色深者良。生用降実火、炒熟則不傷胃、酒製治上、蜜製治中、塩製治下。

109. 枳実 (きじつ)（枳殻 (きこく)）

瀉。気を破り、痰を行ず。枳實小、枳殻大、苦酸微寒。其の功は皆能く気を破る。気行れば則ち痰行り喘止み、痞脹消す。痛刺息み、後重除かる。胸痹結胸、食積痰癖、癥結五膈、嘔逆咳嗽、水腫脇脹、瀉痢淋閉、腸風痔腫を治す。風を除き痹を去る。胃を開き脾を健にす。主る所は略同じ。但だ枳実は胸膈を利し、枳殻は腸胃を寛にす。枳実は力猛し。枳殻は力緩し。少異と為す。妊婦及び気虚の人は用うることを忌む。皮厚くして小なる者は枳実と為す。殻薄く虚大なる者は枳殻と為す。陳き者は良し。麩にて炒り用う。

〔注〕胸痹は、虚血性心疾患のこと。

〔解〕枳実、枳殻は、小承気湯などに配合される。

　枳実と枳殻は、ミカン科 Rutaceae のミカン属植物 *Citrus* spp. の果実、幼果を「枳実」、更に成育の進んだ未熟果を「枳殻」とする。

〔原文〕瀉、破気、行痰。苦酸微寒。其功皆能破気。気行則痰行喘止、痞脹消、痛刺息、後重除。治傷寒結胸、食積痰癖、癥結五膈、嘔逆咳嗽、水腫脇脹、瀉痢淋閉、腸風痔腫。除風去痹、開胃健脾。所主略同、但枳實利胸膈、枳殻寛腸胃。枳實力猛、枳殻力緩、為少異。孕婦及氣虚人忌用。皮厚而小為枳實、殻薄虚大為枳殻。陳者良。麩炒用。

110. 厚朴 (こうぼく)

瀉。気を下し、満を散ず。苦降、能く実満を瀉す。辛温、能く湿

満を散ず。足の太陰陽明に入る。胃を平にし中を調え、痰を消し食を化す、腸胃を厚くし、結水を行らし、宿血を破り、臓蟲を殺す。反胃嘔逆、喘咳瀉痢、冷痛霍乱を治す。誤りて服せば人の元気を脱す。妊婦は之を忌む。榛樹の皮なり。肉厚く、紫潤なる者は良し。粗皮を去り、姜汁にて炙し、或は醋にて炒りて用う。乾姜は使と為す。澤瀉、硝石を悪む。豆を忌む。之を犯せば気を動かす。

〔注〕榛は、はしばみ、カバノキ科の落葉低木。

〔解〕厚朴は、半夏厚朴湯などに配合される。

　厚朴は、モクレン科 Magnoliaceae のホオノキ *Magnolia obovata* Thunb., M. *officinalis* Rehder & Wilson 又 は *M. officinalis* Rehder & Wilson var. *biloba* Rehder & Wilson の樹皮。

〔原文〕瀉、下気、散満。苦降、能瀉実満、辛温、能散湿満。入足太陰陽明。平胃調中、消痰化食、厚腸胃、行結水、破宿血、殺臓蟲。治反胃嘔逆、喘咳瀉痢、冷痛霍乱。誤服脱人元気、孕婦忌之。榛樹皮也、肉厚紫潤者良。去粗皮、姜汁炙、或醋炒用。干姜為使。悪澤瀉、硝石。忌豆、犯之動気。

111. **檳榔** (びんろう)

気を瀉し、痰を行らし、堅を攻め、脹を去り、水を下し、食を消す。苦温は滞を破る。辛温は邪を散ず。胸中至高の気を瀉す。之をして下行せしむ。性、鐵石の如く、能く諸薬を墜して極下に至らしむ。堅を攻め脹を去り、食を消し痰を行らし、水を下し風を除き、蟲を殺し酒を醒ます。痰癖癥結、瘴癘瘧痢、水腫脚気、大小便気秘、裏急後重を治す。過服すれば真気を損す。雞心尖り長く、之を破りて錦紋を作す者は良し。火を忌む。

〔注〕　瘴癘（しょうれい）は、マラリアのこと。

〔解〕　檳榔は、九味檳榔湯などに配合される。

　檳榔は、檳榔子と同じであり、ヤシ科 Palmae のビンロウ *Areca catechu* Linn. の成熟種子。

〔原文〕　瀉気、行痰、攻堅、去脹、下水、消食。苦温破滯、辛温散邪。瀉胸中至高之気、使之下行。性如鐵石、能墜諸薬至於于極下。攻堅去脹、消食行痰、下水除風、殺蟲醒酒。治痰癖癥結、瘴癘瘴痢、水腫脚気、治大小便気秘、裏急後重、過服則損真気。雞心尖長、破之作錦紋者良、忌火。

112. 大腹皮 (だいふくひ)

　気を瀉し、水を行す。辛は肺を泄し、温は脾を和す。気を下し水を行す。大小腸を通ず。水腫脚気、痞脹痰膈、瘴瘧霍乱を治す。気虚の者は用うること忌む。子は、檳榔に似て、腹は大に形扁し、皮を取り、酒に洗い、黒豆湯に再び洗い、煨し用う。

〔注〕　瘴瘧（しょうぎゃく）は、マラリアのこと。

〔解〕　大腹皮は、藿香正気散などに配合される。

　大腹皮は、ヤシ科 Palmae のビンロウ *Areca catechu* Linn. の成熟果皮。

〔原文〕　瀉気、行水。辛泄肺、温和脾。下気行水、通大小腸。治水腫脚気、痞脹痰膈、瘴瘧霍乱。気虚者忌用。子似檳榔、腹大形扁、取皮、酒洗、黒豆湯再洗。煨用。

113. 辛夷 (しんい)

　宣。上部の風熱を散ず。辛温軽浮。肺胃の気分に入る。能く胃中

の清陽を助け上行し、頭脳に通ず。中を温め肌を解し、九竅を通じ関節を利す。鼻淵鼻塞、及び頭痛面䵟、目眩歯痛、九竅風熱之病を主治す。然れども性走竄、気虚火盛なる者は服すを忌む。外皮毛を去り、微り炒りて用う。芎藭は使と為す。石脂を悪む。菖蒲、黄耆、石膏を畏る。

〔注〕䵟は、顔の皮膚にできる黒斑。

〔解〕辛夷は、辛夷清肺湯などに配合される。

　辛夷は、モクレン科 Magnoliaceae のタムシバ *Magnolia salicifolia* Maximowicz、コブシ *Magnolia Kobus* De Candolle、*Magnolia biondii* Pampanini 又はその他近縁植物の蕾。

〔原文〕宣。散上焦風熱。辛温軽浮。入肺胃気分。能助胃中清陽上行、通於頭脳。温中解肌、通九竅、利関節。主治鼻淵鼻塞、及頭痛面䵟、目眩歯痛、九竅風熱之病。然性走竄、気虚火盛者忌服。去外皮毛、微炒用。芎藭為使。悪石脂。畏菖蒲、黄耆、石膏。

114. 訶子 (かし)

　腸を澀し、肺を斂す。気を瀉す。苦は以て気を泄し痰を消す。酸は以て肺を斂し火を降す。澀は以て脱を収め瀉を止む、温は以て胃を開き中を調う。気膈腹脹、冷痛嘔逆、痰嗽喘急、泄痢脱肛、腸風崩帯、音を開き渇を止むを治す。然れども苦多く酸少し、腸を澀すといえども気を泄す。気虚及び嗽初め起る者は、用うるを忌む。番舶より番に来る訶黎勒と名づく。嶺南にも亦た有り。六棱黒色、肉厚の者は良し。酒に蒸すこと一伏時。核を去り肉を取り用う、核を用いれば則ち肉を去り。生にて用いれば金を清し気を行らす。煨熟すれば胃を温め腸を固くす。

〔注〕番は、外国のこと。

〔解〕訶子、響声破笛丸などに配合される。

　訶子は、シクンシ科 Combretaceae のミロバランノキ *Terminalia chebula* Retzius の成熟果実。

〔原文〕濇腸、斂肺、瀉気。苦以泄気消痰、酸以斂肺降火。濇以收脱止瀉、温以開胃調中。治気膈腹脹、冷痛嘔逆、痰嗽喘急、泄痢脱肛、腸風崩帯、開音止渇、然苦多酸少、雖濇腸而泄気、気虚及嗽痢初起者、忌用。従番舶来、番名訶黎勒。嶺南亦有。六棱黒色、肉厚者良。酒蒸一伏時、去核取肉用、用核則去肉。生用清金行気、煨熟温胃固腸。

115. 烏薬 (うやく)

　宣。気を順す。辛温香竄。脾肺の二経に入り、能く胸腹邪逆の気を疏し。一切の腫痛の気に属する者の皆治す可し。気順すれば則ち風散じ、故に用て以て、中風、中気、及び膀胱冷気、反胃吐食、霍乱瀉痢、女人血凝り気滞り、小兒蚘蛔を治す。外瘡癤疥癘の如き、皆、血逆、気を理め亦た可之を治すべく成る。猫犬の百病を療す。気虚、気熱の者は用いること禁ず。根は車轂の紋有り。形は連珠の如き者は良し。酒に浸し一宿し、炒る。

〔注〕香竄の竄は、香りがしみこむこと。

〔解〕烏薬は、烏苓通気湯、烏薬順気散に配合される。

　烏薬は、クスノキ科 Lauraceae のテンダイウヤク *Lindera strychnifolia* F. Villars の肥大した根。

〔原文〕宣。順気。辛温香竄、入脾肺二経、能疏胸腹邪逆之気。一切腫痛之属気者皆可治。気順則風散、故用以治中風中気、及膀胱冷気、反胃吐食、霍乱瀉痢、女人血凝気滞。小兒蚘蛔、外如瘡癤疥癘、皆成

于血逆、理気亦可治之。療猫犬百病。気虚、気熱者禁用。根有車轂紋、形如連珠者良。酒浸一宿炒。

116. **秦皮** (しんぴ)

　腸を濇し。目を明らかにす。苦寒。色は青。性は濇。肝胆を補い腎を益す。以て能く木を平にし、故に目疾、驚癇を治す。以て其の濇を収め、故に下痢崩帯を治す。其の濇を以て下焦を補い、故に能く精を益し子を有らしむ。西土に出づ。皮は白く点有り。水に漬し碧色なり。紙に書いて脱せざる者は真なり。大戟は使と為す。呉茱萸を悪む。

〔解〕秦皮は、白頭翁湯、白頭翁加甘草阿膠湯などに配合される。秦皮は、モクセイ科 Oleaceae のトネリコ *Fraxini* Cortex の樹皮である。

〔原文〕濇腸、明目。苦寒性濇、色青、補肝膽而益腎。以能平木、故治目疾、驚癇以其收濇、故治下痢崩帯、以其濇而補下焦、故能益精有子。出西土。皮有白點、漬水碧色、書紙不脱者真。大戟為使。悪呉茱萸。

117. **棕櫚** (しゅろ)

　濇、血を止む。苦は能く熱を洩す。濇は脱を收む可し。黒く燒けば、能く血を止む。吐衂、崩帯、腸風、下痢、失血過多の者を治す。初起に遽に用うべからず。年久しき敗棕は尤も良し。髪の灰と同く用いて更に良し。

〔注〕遽は、急に、慌ただしいこと。

〔解〕棕櫚は、強神湯に配合される。強神湯は、脳血管障害、顔面神経麻痺などに用いる、日本の経験方である。『橘窓書影』に治験例がある。棕櫚は、ヤシ科 Arecaceae のシュロ *Trachycarpus* H. Wendl. の

葉である。

〔原文〕濇、止血。苦能洩熱、濇可收脱、燒黒能止血。治吐衄崩帯腸風下痢、失血過多者、初起不可遽用。年久敗棕尤良。

118. 呉茱萸 (ごしゅゆ)

燥、風寒湿を散ず。宣、気を下し鬱を開く。辛苦大熱、小毒有り。足太陰、血分、少陰、厥陰の気分に入る。肝を潤し脾を燥し、中を温め気を下し、湿を除き鬱を解し、痰を去り蟲を殺す。腠理を開き、風寒を逐う。厥陰の頭痛、陰毒腹痛、嘔逆吞酸、痞満噎膈、食積瀉痢、血痺陰疝、腸風痔疾、脚気水腫、口舌瘡を生する、衝脈病と為し、気逆裏急を治す。性熱して能く熱を引きて下行し、大腸壅気を利し、産後の餘血を下すと雖も、然れども気を走り火を動かし、目を昏まし瘡を発す。血虚にして火有る者は用うることを禁ず。陳久の者は良し。泡して苦烈汁を去りて用う。嘔を止むには、黄連水にて炒る。疝を治するには塩水にて炒る。血を治するは、醋にて炒る。丹参、硝石を悪む。

〔解〕呉茱萸は、呉茱萸湯などに配合される。

　呉茱萸は、ミカン科 Rutaceae のゴシュユ Evodia rutaecarpa Bentham 又はホンゴシュユ E. officinalis Dode の果実.

〔原文〕燥、散風寒湿、宣、下気開鬱。辛苦大熱、有小毒。入足太陰血分、少陰、厥陰気分。潤肝燥痺、温中下気、除湿解鬱、去痰殺蟲、開腠理、逐風寒。治厥陰頭痛、陰毒腹痛、嘔逆吞酸、痞満噎膈、食積瀉痢、血痺陰疝、腸風痔疾、脚気水腫、口舌生瘡、衝脈為病、気逆裏急。性雖熱而能引熱下行、利大腸壅気、下産後餘血、然走気動火、昏目発瘡、血虚有火者禁用。陳者良。泡去苦烈汁用。止嘔、黄連水炒。治疝塩水炒。

治血醋炒。悪丹参、硝石。

119. 川椒 (せんしょう)（蜀椒 (しょくしょう)）（山椒 (さんしょう)）

燥。寒湿を散ず。辛熱純陽。肺に入り、汗を発し、寒を散じ、咳嗽を治す。脾に入り、胃を暖め湿を燥し、食を消し脹を除き、治心腹冷痛、吐瀉澼痢、痰飲水腫を治す。右腎は命門に入り、火を補い、腎気上逆、陽衰溲数、洩精癥結を治す。経を通じ、蛕を安んず。鬼蛀、魚蟲の毒を殺す。肺、胃素より熱する者は服すを忌む。秦産は、秦椒と名づく。俗に花椒と名づく。実は稍や大なり。蜀産は、肉厚く皮皺あり、子光黒なるは川椒と為す。口を閉じる者は人を殺す。微し炒り汗を去る、搗きて裡面の黄殻を去り、紅を取りて用う。塩を得て良し。杏仁は使となす。款冬、防風、附子、雄黄、麻仁、涼水を畏る。子は、椒目と名づく。苦辛。専ら水道を行らし、穀道を行らせず。能く水蠱を消し、脹を除き、喘及び腎虚耳鳴を定む。

〔注〕蛕 (かい) は、回虫。蛀 (しゅ) は、木食い虫、むしばむこと。

〔解〕山椒は、ミカン科 Rutaceae のサンショウ *Zanthoxylum piperitum* DC. の成熟果皮。

〔原文〕燥、散寒湿。辛熱純陽。入肺発汗散寒、治咳嗽。入脾煖胃燥湿、消食除脹、治心腹冷痛、吐瀉澼痢、痰飲水腫。入右腎命門、補火、治腎気上逆、陽衰溲数、洩精癥結。通経安蛕蛔、殺鬼蛀魚蟲毒。肺胃素熱者忌服、秦産名秦椒、俗名花椒、実稍大、蜀産肉厚皮皺、子光黒者為川椒。閉口者殺人、微炒去汗、搗去裏面黄殻、取紅用。得塩良。杏仁為使。畏款冬、防風、附子、雄黄、麻仁、涼水。子名椒目、苦辛、専行水道、不行穀道。能消水蠱、除脹定喘、及腎虚耳鳴。

120. **沈香** (じんこう)

重。宣。気を調え、陽を補う。辛苦。性温。諸木皆な浮いて、沈香独り沈む、故に能く気を下し痰涎を墜す。能く降りまた能く升る。気香しく脾に入る。故に能く諸気を理めて中を調う。色黒く、体は陽。故に右腎命門に入り、精を暖め陽を助け、気を行し気を傷らず、中を温め火を助けず。冷風麻痺、心腹疼、噤口痢、気痢気淋、癥結邪悪を治す。色黒く水に沈む者は良し。香り甜き者は性平。辛辣者は性は熱。湯剤に入るは、汁に磨り用う。丸散に入るは、紙に裹み懐中に置く。燥を待ちて之を研る。火を忌む。

〔注〕癥結は、腹部腫瘤。

〔解〕沈香は、沈香天麻湯などに配合される。

　沈香は、ジンチョウゲ科 Thymelaeaceae の高木の *Aquilaria agallocha* である。正倉院に保存されている「蘭奢侍」（らんじゃたい）である。

〔原文〕重、宣。調気、補陽。辛苦性温。諸木皆浮、而沈香独沈、故能下気而墜痰涎。能降亦能升、気香入脾、故能理諸気而調中。色黒、体陽、故入右腎命門、煖精壮陽、行気不傷気、温中不助火。治冷風麻痺、心腹痛、噤口痢、気痢気淋癥結邪悪。色黒沈水者良。香甜者性平辛辣者性熱。入湯剤、磨汁用、入丸散、紙裹置懐中、待燥研之。忌火。

121. **丁香** (ちょうこう) （**丁字** (ちょうじ)）

燥。胃を暖め、腎を補う。辛温純陽。肺を泄し胃を温む。大に能く腎を療す。陽事を壮す。陰戸を暖め。胃冷壅脹、嘔噦呃逆、奔豚疝癖、腹痛口臭、脳疳風䘌、痘瘡胃虚を治す。灰白は発せず。熱証に用うることを忌む。雌、雄二種有り。雌は即ち雞舌香。力大く。若し雄を用うれば、丁蓋乳子を去る。鬱の金火を畏る。

〔注〕壅は、ふさぐ、ふさがる意味。痃癖は、腹部腫瘤のこと。蠱は、アブ、虫にくわれる病気。

〔解〕丁香は、丁香茯苓湯などに配合される。

　丁香は、フトモモ科 Myrtaceae のチョウジ *Syzygium aromaticum* Merrill et Perry Syzygium aromaticum の花蕾である。

〔原文〕燥、煖胃、補腎。辛温純陽。泄肺温胃、大能療腎、壮陽事、煖陰戸。治胃冷壅脹、嘔噦呃逆。奔豚痃癖、腹痛口臭、脳疳風蠱、痘瘡胃虚、灰白不発。熱証忌用。有雌、雄二種雌即雞舌香、力大。若用雄、去丁蓋乳子。畏鬱金火。

122. 乳香 (にゅうこう)

　宣。血を活かし、筋を伸ぶ。香竄心に入る。苦温は腎を補い、辛温は十二経を通ず。能く風を去り筋を伸べ、血を活かし気を調え、裏を托し心を護る。肌を生じ痛を止む。心腹諸痛、口噤耳聾、癰疽瘡腫、産難折傷を治す。亦た癲狂を治す。諸の番に出づ。性は粘り研り難し。水に飛し過し、鉢を用いて熱水の中に坐おき之を研る。或は燈心を用い同く研れば則ち細かなり易し。

〔注〕香竄は、香りがしみこむこと。噤は口をつぐむ、閉じる。口噤は、口を開けることのできない病気。

〔解〕乳香は、仙方活命飲などに配合される。

　乳香は、カンラン科 Burseraceae の *Boswellia carterii* Birdw.、その他同属植物の樹幹から滲出した樹脂。

〔原文〕宣。活血、伸筋。香竄入心、苦温補腎、辛温通十二経。能去風伸筋、調気活血、托裏護心、生肌止痛。治心腹痛、口噤耳聾、癰疽瘡腫、産難折傷、出諸番。明透如乳頭者良。性粘難研、水飛過、用鉢

坐熱水中研之、或用燈心同研則易細。

123. 没薬 (もつやく)

　宣。瘀血を散ず。苦平。十二経に入り。結気を散ず。滞血を通ず。腫を消し痛を定め肌を生ず。心胆虚、肝血不足を補う。金瘡杖瘡、悪瘡痔漏、翳暈目赤、産後血気痛、胎を堕すを治す。南番に出づ。色赤く、琥珀に類する者は良し。治は乳香に同じ。

〔注〕南番は、タイ、フィリピン、ジャワなどの東南アジア地方のこと。

〔解〕没薬は、仙方活命飲などに配合される。

　没薬は、カンラン科 Burseraceae の *Commiphora molmol* Engl. などの植物の皮部の傷口から流出して凝固した樹脂。

〔原文〕宣。散瘀血。苦平。入十二経、散結氣、通滯血、消腫定痛生肌、補心胆虚、肝血不足、治金瘡杖瘡、悪瘡痔漏、翳暈目赤、産後血気痛、堕胎、出諸南番。赤色、類琥珀者良。治乳香同。

124. 蘆薈 (ろかい)

　熱を瀉し、虫を殺す。大苦大寒。功は専ら熱を清し虫を殺す。肝を涼し目を明にし、心を鎮め煩を除く。小兒驚癇五疳を治す。蟲歯湿癬に伝う。鼻に吹て脳疳を殺す。鼻瘡を除く。小兒脾胃虚寒瀉を作す者は服する勿れ。波斯国に出づ。木脂なり。黒錫の如く、味苦、色緑の者は真なり。

〔注〕驚癇は、痙攣性疾患。蟲歯は、虫歯のこと。波斯国は、ペルシア、イランのこと。疳は、小児神経症。

〔解〕蘆薈は、更衣丸などに配合される。

　蘆薈は、アロエのことで、ユリ科 Liliaceae の *Aloe ferox* Miller 又は

これと A. africana Miller あるいは A. spicata Baker との雑種の葉から得た液汁を乾燥したもの。

〔原文〕瀉熱、殺蟲。大苦大寒。功專清熱殺蟲、涼肝明目、鎮心除煩。治小兒驚癎五疳、伝屍齒湿癖、吹鼻殺腦疳、除鼻癢。小兒脾胃虚寒作瀉者勿服。出波斯國。木脂也、如黒錫、味苦、色綠者真。

125. 巴豆 (はず)

大いに燥し、大いに瀉す。辛熱にして大毒有り。生は猛にして熱は少し緩し。升る可く降る可く。能く止め能く行く。竅を開き滞を宣ぶ、臓腑の沈寒を去る。関を斬り門を奪うの将為り。血瘕痰癖、気痞食積、生冷硬物に傷られし所、大腹水腫、瀉痢驚癎、口喎耳聾、牙痛喉痺を破る。其の毒性も又た能く、蟲を殺し、毒を解す。瘡瘍、蛇蝎の諸毒を療す。峻用すれば大に病を劫す可し。微し用うるも亦た可なり。中を和し、経を通じ胎を爛す。一に剛子と名づく。凡そ使うに或は穀を用い、仁を用い、油を用い、生にて用う、炒りて用い、醋にて煮、燒くも性を存する者なり。研りて油を去り、巴豆霜と名づく。芫花は使と為す。大黄、黄連、涼水を畏る。その毒に中る者は、豆汁にて之を解す。油にて紙撚と作し、火を燃し、息を吹き、鼻を薫じ、喉を刺し、能く悪涎悪血を出だす。痰厥気厥、中風中悪、喉痺不通を治す。

〔注〕口喎は、顔面神経麻痺。血瘕は、婦人の腹部腫瘤のこと。痰癖は、水毒による脇痛。気痞は、心窩部のつかえ。食積は、消化機能の低下により食物が停滞する病気。悪涎は、水毒のこと。悪血は、瘀血のこと。痰厥は、水毒による四肢の冷え。気厥は、気逆のこと。喉痺は、喉頭ジフテリア様疾患。

〔解〕巴豆は、三物備急丸、走馬湯などに配合される。

　巴豆は、たいへん強い下剤である。巴豆は、トウダイグサ科 Euphorbiaceae のハズ *Croton tiglium* L. の種子である。

〔原文〕大燥、大瀉。辛熱有大毒。生猛而熟少緩。可升可降、能止能行、開竅宣滯、去臟腑沈寒、最為斬関奪門之將。破血瘕痰癖、気痞食積、生冷硬物所傷、大腹水腫、瀉痢驚癇、口喎耳聾、牙痛喉痺、其毒性又能殺蟲解毒、療瘡瘍、蛇蝎諸毒。峻用大可劫病、微用亦可和中。通経爛胎、一名剛子、凡使或用穀用仁用油生用、炒用、醋煮燒存性用。研去油、名巴豆霜。芫花為使。畏大黄、黄連、冷水、得火良。中其毒者豆汁解之。油作紙撚、燃火、吹息、薫鼻刺喉、能出悪涎悪血。治痰厥気厥、中風中悪、喉痺不通。

126. 竹筎 (ちくじょ)

　上焦の煩熱を瀉す。血を涼す。甘にして微寒。胃土の鬱を開き、肺金の燥を清す。血を涼し熱を除く。上焦の煩熱、温気寒熱、噎膈嘔畹、驚癇肺痿、吐血衂血、崩中胎動を治す。

〔注〕噎膈は、食道の通過障害を指す。畹は港南地方の方言で語気を強める文末の助字。驚癇は、小児の痙攣性疾患。肺痿は、肺結核様疾患。崩中は、性器出血のこと。

〔解〕竹筎は、竹筎温胆湯に配合される。

　竹筎は、イネ科 Gramineae のハチク *Phyllostachys nigra* Munro var. *henonis* Stapf ex Rendle 又はマダケ *Phyllostachys bambusoides* Siebold et Zuccarini の稈の内層。

〔原文〕瀉上焦煩熱、涼血。甘而微寒。開胃土之鬱、清肺金之燥、涼血除熱。治上焦煩熱、温気寒熱、噎膈嘔畹、驚癇肺痿、吐血衂血、崩中胎動。

127. **竹葉** (ちくよう)

上焦の煩熱を瀉す。辛淡甘寒。心を涼し脾を暖くし、痰を消し渇を止む。上焦の風邪、煩熱、咳逆喘促、嘔噦吐血、中風失音、小児驚癇を除く。竹生じて一年の者は、嫩くして力有り。

〔注〕中風は、脳血管障害のこと。小児驚癇は、小児の痙攣性疾患。

〔解〕竹葉は、竹葉石膏湯などに配合される。

竹葉は、タケ科 Bambusaceae のハチク *Phyllostachys nigra* Munro var. *henonis* Stapf の葉である。

〔原文〕瀉上焦煩熱。辛淡甘寒。涼心緩脾、消痰止渇。除上焦風邪煩熱、咳逆喘促、嘔噦吐血、中風失音、小兒驚癇。竹生一年以上者、嫩而有力。

128. **大棗** (たいそう)

脾胃を補う。心肺を潤す。百薬を和す。甘温。脾経血分の薬。中を補い気を益し、脾土を滋し、心肺を潤す。営衛を調え、陰血を緩め、津液を生じ、顔色を悦ばし、九竅を通ず。十二経を助け、百薬を和す。傷寒及び補剤に之を用い加え、以て脾胃升騰の気を発す。多く食せば歯を損す。中満の証は之を忌む。北産の肥潤の者は良し。烏附の毒を殺す。葱、魚同食を忌む。

〔注〕烏附は、烏頭、附子のこと。

〔解〕大棗は、大建中湯、十棗湯などに配合される。

大棗は、クロウメモドキ科 Rhamnaceae のナツメ *Zizyphus jujuba* Miller var. *inermis* Rehder 又はその他近縁植物の果実。

〔原文〕補脾胃、潤心肺、和百薬。甘温。脾経血分薬。補中益気、滋脾土、潤心肺、調営衛、緩陰血、生津液、悦顔色、通九竅、助十二経、和百薬。傷寒及補剤加用之、以発脾胃升騰之気。多食損歯、中満証忌之。

121

北産肥潤者良。殺烏附毒。忌蔥魚同食。

129. 桃仁 （とうにん）

　瀉、血を破り、燥を潤す。苦は甘より重し。厥陰血分の薬。苦は
以て血滞を泄し、甘は以て肝気を緩くして、新血を生ず。大腸の血
秘を通ず。熱血室に入り、血燥血痞、損傷積血、血痢経閉、咳逆上
気、皮膚の血熱燥癢、蓄血、発熱、狂の如く治す。血を行らすに、
皮先を連ね生にて用う。燥を潤すに皮尖を去り炒りて用う。倶に研
砕き、或は焼きて性を存す。各おの本方に随う。血虚の者は用うる
ことを禁ず。雙仁の者は毒有り。食す可からず。香附は使と為す。
〔注〕血燥は、血虚で燥を伴うもの。積は、滞る意味があり積血は瘀
血のこと。血痢は血性の下痢。経閉は、閉経のこと。咳逆上気は、気
管支喘息様疾患。蓄血は、瘀血のこと。香附は、香附子のこと。
〔解〕桃仁は、抵当湯などに配合される。

　桃仁は、バラ科 Rosacese のモモ *Prunus persica* Batsch 又はノモモ
Prunus Persica Batsch var. *davidiana* Maximowicz の種子。
〔原文〕瀉、破血、潤燥。苦重于甘。厥陰血分薬。苦以泄血滞、甘以
緩肝気而生新血、通大腸血秘。治熱入血室、血燥血痞、損傷積血。血
痢経閉、咳逆上気、皮膚血熱燥癢蓄血、発熱如狂、行血連皮、尖生用、
潤燥去皮、尖炒用、倶研砕、或燒存性。各随本方。血虚者禁用。雙仁
者有毒、不可食。香附為使。

130. 杏仁 （きょうにん）

　肺を瀉す。肌を解す。辛苦甘温にして利す。肺を瀉し肌を解す。
風を除き寒を散ず。気を降し痰を行らし、燥を潤し積を消す。胸膈

気滞を利し、大腸気秘を通ず。時行頭痛、上焦の風燥、咳逆上気、煩熱喘促を治す。小毒有り。能く蟲を殺し、瘡を治す。狗毒、錫毒を製す。肺虚して咳する者は用うることを禁ず。皮尖を去り炒り研る。発散には皮尖を連ね研り用う。雙仁の者は人を殺す。狗に毒す可し。火を得て良し。黄耆、黄芩、葛根を悪む。

〔解〕杏仁は、麻杏薏甘湯、麻杏甘石湯などに配合される。

　杏仁は、バラ科 Rosaceae のホンアンズ *Prunus armeniaca* Linne、アンズ *P. armeniaca* Linne var. *ansu* Maximowicz 又はその他近縁植物の種子。

〔原文〕瀉肺、解肌、潤燥、辛苦甘温而利。瀉肺解肌、除風散寒、降気行痰、潤燥消積、通大腸気秘。治時行頭痛、上焦風燥、咳逆上気、煩熱喘促。有小毒、能殺蟲治瘡、製狗毒錫毒。肺虚而咳者禁用、去皮尖炒研、発散連皮尖研用。雙仁者殺人。可毒狗、得火良。悪黄耆、黄芩、葛根。

131. 烏梅 （うばい）

　腸を濇し、肺を斂む。酸渋にて温。脾肺血分の果、肺を斂め、腸を濇し、痰を漏らし、腫を消す。熱を清し毒を解す。津を生じ渇を止め、酒を醒し蟲を殺す。久咳瀉痢、瘴瘧、霍乱、吐逆、反胃、骨蒸労熱を治す。蛔厥を安んず。黒痣、蝕悪肉を去り、多く食せば、歯を損し、筋を傷る。青梅薫黒す。

〔注〕瘴は、山川に生ずる毒気。瘴瘧は、山川で生ずるマラリア様疾患。

〔解〕烏梅は、烏梅丸などに配合される。

　烏梅は、バラ科 Rosaceae のウメ *Prunus mume* Sieb. et Zucc. の通常未熟果実を熏蒸して乾燥したもの。

〔原文〕澀腸、斂肺。酸澀而温。脾肺血分之果、斂肺、澀腸、涌痰消腫、清熱解毒、生津止渇、醒酒殺蟲。治久咳瀉痢、瘴瘧、霍乱、吐逆反胃、骨蒸労熱、安蚘厥、去黒痣、蝕悪

肉、多食損歯傷筋。青梅薫黒。

132. 陳皮 (ちんぴ)

　能く燥し、能く宣す。補有り瀉有り、升る可く降る可し。辛は能く散ず。苦は能く燥し能く瀉す。温は能く補い能く和す。補薬と同じくすれば則ち補い、瀉薬には則ち瀉し、升薬には則ち升り、降薬には則ち降す。脾肺の気分の薬為り。中を調え膈を快しく、滞を導き痰を消す。水を利し、癥を破り、五臓を宣通し、百病を統治す。皆、其の気を理め湿を燥するの功を取る。多く服し久しく服せば、人の元気を損す。補養の薬に入るるには則ち白を留む。下気消痰の薬に入るるには則ち白を去る。白を去るを橘紅と名づく。兼て能く寒を除き表を発す。核は疝痛を治す。葉は乳癰を散ず。廣中の陳久なる者は良し、故に陳皮と名づく。痰咳を治するは、童便に浸し晒す。痰積を治するは、姜汁にて炒る。下焦を治するは、塩水にて炒る。核は皮を去り、炒り用う。

〔解〕陳皮は、二陳湯などに配合される。

　陳皮は、ミカン科 Rutaceae のウンシュウミカン *Citrus unshiu* Marc.、その他近縁植物の成熟果皮。

〔原文〕能燥、能宣、有補有瀉、可升可降。辛能散、苦能燥、能瀉、温能補、能和。同補薬則補、瀉薬則瀉、升薬則升、降薬則降。為脾肺気分之薬、調中快膈、導滞消痰、利水破癥、宣通五臓、統治百病、皆取其理気燥湿之功、多服久服、損人元気。入補養薬則留白、入下気消

痰薬則ち白を去り、白を去るを橘紅と名づく、兼ねて能く寒を除き表を発す。核は疝痛を治す。葉は乳癰を散じ、廣中陳久の者良し、故に陳皮と名づく、痰咳を治し、童便に浸し晒す。痰積を治すには、姜汁にて炒る。下焦を治すには、塩水にて炒る。核を去り皮を炒り用ゆ。

133. 木瓜 (もっか)

補。脾を和し、筋を舒べ、濇。肺を斂す。酸濇して温。脾肺血分に入り、肺を斂して胃を和す。脾を理め肝を伐して、食を化す。渇を止め、気脱能く収め、気滞能く和す。営衛を調え、筋骨を利し、湿熱を去り、水脹を消す。霍乱、転筋、脚気、瀉痢、腰足力無しを治す。多く食すれば歯を損ずる。癃閉を病む。陳き者は良し。鐵を忌む。

〔注〕伐は、うつ、たたく意味。

〔解〕木瓜は、木瓜湯などに配合される。

木瓜は、バラ科 Rosaceae のボケ *Chaenomeles lagenaria* Koidz. の成熟果実。

〔原文〕補、和脾、舒筋、濇、斂肺。酸濇而温。入脾肺血分。斂肺和胃、理脾伐肝、化食、止渇、気脱能収、気滞能和、調営衛、利筋骨、去湿熱、消水脹。治霍乱転筋、瀉痢腰足無力。多食損歯、骨病癃閉、陳者良、忌鐵。

134. 山査子 (さんざし)

瀉。気を破り、食を消し、痰を化し、瘀を散ずる。酸甘微温。脾を健にし、気を行し、食を消す。積を磨す。痰を化し、瘀を散ずる。小兒痘疹を発す。兒枕痛を作すを止む。多く食せば人をして、嘈煩、飢え易き、反って脾胃、生発の気を伐つ。大小二種有り。小さき者

は薬に入る。棠球子と名づく。皮核を去り用う。

〔注〕枕痛は、後頭部痛のこと。

〔解〕山査子は、保和丸などに配合される。

　山査子は、バラ科 Rosaceae のサンザシ Crataegus cuneata Sieb. et Zucc. やオオミサンザシ Crataegus pinnatifida Bge. var. major N. E. Br. の偽果。

〔原文〕瀉。破気、消食、化痰、散瘀。酸甘微温、健脾行気、消食磨積、化痰散瘀、発小兒痘疹、止兒枕作痛、多食令人嘈煩易飢、反伐脾胃生発之気、有大小二種、小者入薬、名棠球子。去皮、核用。

135. 枇杷葉 (びわよう)

　肺を瀉す。気を下す。苦平。肺を清す。胃を和し気を降す。気下れば、則ち火降り痰消す。熱咳、嘔逆、口渇を治す。葉湿れば、重さ一両、乾けば、重さ三錢、気足ると為す。淨毛を拭う。胃病を治するには、姜汁で炙る。肺病を治するには、蜜に炙る。

〔解〕枇杷葉は、辛夷清肺湯などに配合される。

　枇杷葉は、バラ科 Rosaceae のビワ Eriobotrya japonica Lindle の葉。

〔原文〕瀉肺、下気。苦平清肺和胃而降気、気下則火降痰消、治熱咳嘔逆口渇、葉湿重一両、乾重三錢為気足、拭淨毛。治胃病姜汁炙。治肺病蜜炙。

136. 龍眼肉 (りゅうがんにく)

　心脾を補う。甘温。脾を帰す。脾を益す。智を長ず。心を保ち、血を養う。故に帰脾湯に之を用い、思慮労傷心脾及び湯風下血を治す。

〔解〕龍眼肉は、帰脾湯などに配合される。

　龍眼肉は、ムクロジ科 Sapindaceae のリュウガン *Dimocarpus longan* Lour. の仮種皮を半乾燥したもの。

〔原文〕補心脾。甘温帰脾。益脾長智、保心養血、故帰脾湯用之。治思慮労心脾及湯風下血。

137. 蓮子 (れんし)

　脾を補い、腸を濇し、精を固む。甘温にして濇、脾の果なり。脾は黄宮なり、故に能く水火を交りて、心腎を媾す、上下の君相の火邪を安靖にし。十二経脈血気を益し、精気を濇す。腸胃を厚くし、寒熱を除き。脾泄、久痢、夢遺白濁、女人崩帯及び諸血病を治す。。大便燥く者は服すること勿れ。皮心を去り、蒸し熟し焙り乾し用う。茯苓、山薬、白朮、枸杞を得て良し。黒く水に沈むは石蓮と為す。心を清し煩を除く、胃を開き食を進み、専ら噤口痢、淋濁の諸証を治す。

〔注〕媾は、交わること。

〔解〕蓮子は、清心蓮子飲などに配合される。

　蓮子は、スイレン科 Nymphaeaceae のハス *Nelumbo nucifera* GAERTN. の種子。

〔原文〕補脾、濇腸、固精。甘温而濇、脾之果也。脾者黄宮、故能交水火而媾心腎、安靖上下君、相火邪。益十二経脈血気、濇精気、厚腸胃、除寒熱。治脾泄久痢、夢遺白濁、女人崩帯及諸血病。大便燥者勿服。去皮心、蒸熟焙乾用。得茯苓山薬白朮枸杞良。黒而沈水者為石蓮、清心除煩、開胃進食、専治噤口痢、淋濁諸証。

138. 菱 (ひし)

　瀉。暑を解し、渇を止む。甘寒。中を安んじ、暑を消し、渇を止め、酒を解す。両角、三角、四角、老嫩の殊有り。

〔解〕菱は、ミソハギ科 Lythraceae の菱 *Trapa japonica* の種子。

〔原文〕瀉。解暑、止渇。甘寒。安中消暑、止渇解酒。有両角三角四角老嫩之殊。

139. 西瓜 (すいか)

　暑熱を瀉す。甘寒。暑を解し、煩を除き、水を利し、酒を醒す。天生白虎湯と名づく。

〔解〕西瓜は、ウリ科 Cucurbitaceae の西瓜 *Citrullus lanatus* の果実である。

〔原文〕瀉暑熱。甘寒。解暑除煩、利水、醒酒、名天生白虎湯。

140. 粳米 (こうべい)

　脾を補い、肺を清す。甘涼。天地中和の気を得て、胃を和し中を補い、色白く肺に入り、煩を除き熱を清し、煮汁は渇を止む。。粳は乃ち稲の総名なり、早、中、晩の三收有り。晩は、金気を得ること多し。性涼、尤も能く熱を清す。陳廩米、冲淡は以て胃を養う可し。煮汁薬を煎じ、亦た腸胃を調え、小便を利し、湿熱を去り、煩渇を除く功を取る。

〔解〕粳米は、白虎湯、桃花湯、竹葉石膏湯などに配合される。

　粳米は、イネ科 Gramineae のイネ *Oryza sativa* L. の種子。

〔原文〕補脾、清肺。甘涼。得天地中和之気、和胃補中、色白入肺。除煩清熱、煮汁止渇粳乃稲之總名、有早中晚三收。晚者得金気多性涼

尤能清熱。陳廩米沖淡可以養胃、煮汁煎薬、亦取其調腸胃、利小便去
湿熱、除煩渇之功。

141. 麦芽 (ばくが)

宣。胃を開き、脾を健にす。瀉。気を行し、積を消す。鹹温。能
く胃気を助け、上行して、健運を資く。脾を補い腸を寛し、中を和
し、気を下し、食を消し脹を除き、結を破り、痰を除く。一切の米、
麺、果、食積を化す。胎を下す。久しく服せば腎気を消す。炒り用
う。豆蔲、砂仁、烏梅、木瓜、芍薬、五味を使と為す。

〔解〕麦芽は、半夏白朮天麻湯などに配合される。

　麦芽は、イネ科 Gramineae のオオムギ *Hordeum vulgare* L. の実。

〔原文〕宣。開胃健脾、瀉。行気消積。鹹温。能助胃気上行、而資健運、
補脾寛腸、和中下気、消食除脹、破結除痰、化一切米麺果食積下胎、
久服消腎気。炒用。豆蔲砂仁烏梅木瓜芍薬五味為使。

142. 浮小麦 (ふしょうばく)

濇、汗を斂む。甘鹹気寒。虚汗盗汗、骨蒸労熱を止む。麥麩、醋
にて拌ぜ蒸熟し、腰脚折傷処を熨し、血を散じ痛を止む、風湿痺痛
脚気を熨し、互に易え汗出るに至らしむ。竝に良しとす。

〔解〕浮小麦は、イネ科 Gramineae のコムギ *Triticum aestivum* L. の実。

〔原文〕濇、斂汗。甘鹹気寒。止虚汗盗汗、骨蒸労熱。麦麩醋拌蒸、
熱熨腰脚折傷処、散血止痛、熨風湿痺痛脚気、互易至汗出並良。

143. 粟 (あわ)

腎を補う。甘鹹微寒。腎を養い気を益す。胃熱消渇を治す。霍乱

を止め、小便を利す。即ち粱米。青黄赤白黒諸色有り。陳き者は良し。

〔解〕粟は、粟米粉水丸などに配合される。

　粟は、イネ科 Gramineae の粟 Setaria italica の実。

〔原文〕補腎。甘鹹微寒。養腎益気。治胃熱消渇、止霍乱、利二便、即粱米。有青黄赤白黒諸色、陳者良。

144. 赤小豆 (せきしょうず、しゃくしょうず)

　通。水を行らし、血を散ず。十剤は燥に作る。甘酸。色赤は、心の穀なり。性下行、小腸を通じ、小便を利す。水を行し、血を散じ、腫を消し膿を排す。熱を清し毒を解す。治瀉痢脚気を治す。一切の瘡疽を伝う。酒を解し、乳を通じ、胞胎有形の物を下す。然れども津液を滲す。久しく服せば人をして枯痩せしむ。緊小赤黯の者は良し。

〔注〕黯は、非常に黒いこと。

〔解〕赤小豆は、麻黄連翹赤小豆湯などに配合される。

　赤小豆は、マメ科 Leguminosae のアズキ Vigna angularis Wight の成熟種子。

〔原文〕通。行水、散血。十剤作燥。甘酸。色赤心之穀也。性下行、通小腸、利小便。行水散血、消腫排膿、清熱解毒。治瀉痢脚気、伝一切瘡疽、解酒通乳下胞胎。然滲津液、久服令人枯痩、緊小赤黯者良。

145. 緑豆 (りょくず、りょくとう)

　熱を瀉し、毒を解す。甘寒。十二経を行し、熱を清し毒を解す。小便を利し、消渇を止め。瀉痢を治す。皮を連て用う。

〔解〕緑豆は、マメ科 Leguminosae のブンドウ *Vigna radiata* の種子。
〔原文〕瀉熱。解毒。甘寒。行十二経、清熱解毒。利小便、止消渇、治瀉痢、連皮用。

146. 淡豆豉 (たんとうし)（豆豉 (とうし)）（香豉 (こうし)）

宣。虚煩を升散す。苦は肺を泄す。寒は熱に勝つ。汗を発し肌を解す、中を調え、気を下す。傷寒頭痛、煩躁満悶、懊憹不眠、発斑嘔逆、血痢温瘧を治す。淡豉を造る法、黒大豆を用い水に浸すこと一宿、淘淨し蒸熟し、攤き匀え、蒿し覆う、黄衣を上に候て、取り晒し、簸にて淨め、水を拌ぜ、乾湿所を得て瓮中に安をき、実を築き、桑の葉濃く蓋し、泥に封じ。晒すこと七日取り出し、曝すこと一時、又た水に拌ぜ瓮に入る。此くの如く七次、再び蒸し、火気を去り、瓮に収して用う。

〔注〕淘は、研ぐ、えり分けること。淨は、きよめること。匀は、ひとしい、ととのうこと。攤は、ひらく、伸ばすこと。蒿は、蒸すこと。簸は、箕であおって穀物のぬかやちりを除くこと。瓮は、かめ、つるべ、液体を入れる容器。

〔解〕淡豆豉は、梔子豉湯などに配合される。

淡豆豉は、マメ科 Leguminosae の大豆 *Glycine max* の成熟種子を蒸して発酵加工したもの。

〔原文〕宣。升散虚煩。苦泄肺寒勝熱。発汗解肌、調中下気。治傷寒頭痛、煩躁満悶、懊憹不眠、発斑嘔逆、血痢温瘧、造淡豉法、用黒大豆水浸一宿、淘淨蒸熟、攤匀、蒿覆、候上黄衣、取晒、簸淨、水拌、乾湿得所、安瓮中、築実。桑葉厚蓋、泥封。晒七日取出、曝一時、又水拌入瓮。如此七次、再蒸、去火気、瓮収用。

147.　胡麻 (ごま)

　肝腎を補う。五臓を潤す。腸を滑らかにす。甘平。肺気を補う。肝腎を益す。五臓を潤す。精髄を填す。筋骨を堅くす。耳目を明らかにす。飢渇に耐う。大小腸を利す。風湿気を逐う。血を涼す毒を解す。生じて嚙み小児敷く。頭瘡、麻油、胎を滑にし瘡を療し、熬膏多く之を用う。皮肉俱に黒い者は良し。栗色の者は鷲虱胡麻と名づく。更に佳し、九蒸し九晒し、以て服食すべし。

〔解〕胡麻は、ゴマ科 Pedaliaceae のゴマ *Sesamum indicum* L. の種子。

〔原文〕補肝腎、潤五臓。滑腸。甘平。補肺気、益肝腎、潤五臓、填精髄、堅筋骨、明耳目、耐飢渇、利大小腸、逐風湿気、涼血解毒。生嚼敷小兒頭瘡。麻油滑胎療瘡、熬膏多用之。皮肉俱黒者勝。栗色者名鷲虱胡麻更佳、九蒸九晒、可以服食。

148.　大麻仁 (だいまにん) （麻子仁 (ましにん)）

　大麻、即作布之麻、俗作火麻、燥を潤し、腸を滑らかにす。甘平滑利。脾胃大腸の薬、脾を緩め燥を潤す。陽明病、胃熱汗多くして便難きを治す。積血を破り、小便を利し、乳を通じ、生を催す。又た水穀なり。亦た能く風を治す。極めて殻を去り難し、帛にて裹み沸湯中に置き、冷ゆるを待ちて、井中に懸ること一夜にて、晒乾す。新瓦上に就けて、按みて、殻を去り、搗き用う。茯苓、白薇、牡蛎を畏る。

〔解〕麻子仁は、麻子仁丸などに配合される。

　麻子仁は、アサ科 Cannabiaceae のアサ *Cannabis sativa* L. の乾燥果実。

〔原文〕潤燥、滑腸。甘平滑利。脾胃大腸之薬、緩脾潤燥。治陽明病、胃熱汗多而便難、破積血、利小便、通乳催生。又木穀也、亦能治風。

極難去殻、帛裏置沸湯、待冷、懸井中一夜、晒乾、就新瓦上、挼去殻、搗用。畏茯苓、白薇、牡蛎。

149. 薏苡仁 (よくいにん)

　脾肺を補う。通。水を行らす。甘淡。微寒にして土に属す。陽明の薬なり。甘は胃を益し、土は水に勝つ。淡は湿を滲す。水を瀉すは土を益す所以なり。故に脾を健にし、水腫湿痺、脚気疝気、泄痢熱淋を治す。土を益すは所以金を生ずる、故に肺を補い熱を清す。肺痿肺痛、咳吐膿血を治す。土を扶くるは木を抑うる所以なり。故に風熱筋急拘攣を治す。但だ其の力和緩、之を用うれば須らく他薬に倍す。炒り熟し微し研る。

〔解〕薏苡仁は、イネ科 Gramineae のハトムギ *Coix lachryma-jobi* L. var. *mayuen* Stapf の種仁。

〔原文〕補脾胃、通。行水。甘淡、微寒而属土、陽明薬也。甘益胃、土勝水。淡滲湿。瀉水所以益土、故健脾。治水腫湿痺、脚気疝気、泄痢熱淋。益土所以生金、故補肺清熱、治肺痿肺癰、咳吐膿血、扶土所以抑木、故治風熱筋急拘攣。但其力和緩、用之須倍于他薬。炒熟微研。

150. 醋 (す)

　濇。気血を斂め、癰腫を消す。酸温。瘀を散じ、毒を解す。気を下し食を消す。心腹血気痛、産後血量を治す。胃気を開く。水気を散じ、癥結痰癖、疸黄癰腫を消す。魚肉菜蕈諸蟲毒を殺す。多く食すれば筋を傷る。米造、陳久の者は良し。

〔解〕醋は、酢のことで、酢酸を 3 - 5% 程度含む調味料である。

〔原文〕濇。斂気血、消癰腫。酸温。散瘀解毒、下気消食、治心腹血

気痛、産後血暈、開胃気、散水気、消癥結痰癖、疸黄癰腫。殺魚肉菜蕈諸蟲毒。多食傷筋、米造陳久者良。

151. 酒 (さけ)

　宣。薬勢を行す。辛きは能く散ず。苦は能く降す。甘き者は中に居て緩し、厚き者は熱して毒あり、淡き者は小便を利し。用いて響導と為す。以て一身の表に通行すべし。薬を引きて、極高の分に至る。熱飲は肺を傷り、温飲は中を和す。少し飲めば則ち血を和し気を行し、神を壮にし寒を禦ぐ。興を遣り愁を消す、邪を辟け穢を逐う。水藏を暖め、薬勢を行せ、過飲すれば則ち神を傷り血を耗す。胃を損し精を爍す。火を動じ痰を生じ、怒を発す。欲を助け、湿熱諸病を生ずるを致す。醇して、灰無く、陳久の者は良し。枳椇、葛花、赤豆花、緑豆粉、鹹鹵を畏る。

〔注〕禦は、ふせぐこと。爍は、とかす意味。

〔解〕酒は、栝樓薤白白酒湯などに配合されることがある。

　酒は、エタノールを含む飲料である。

〔原文〕宣。行薬勢。辛者能散、苦者能降、甘者居中而緩、厚者熱而毒、淡者利小便。用為響導、可以通行一身之表、引薬至極高之分。熱飲傷肺、温飲和中。少飲則和血行気、壮神禦寒、遣興消愁、辟邪逐穢、煖水藏、行薬勢。過飲則傷神耗血、損胃爍精、動火生痰、発怒助欲、致生湿熱諸病。醇而無灰、陳久者良。畏枳椇葛花赤豆花緑豆粉鹹鹵。

152. 蔥 (ねぎ)

　軽。宣、表を発し、裏を和し、陽を通し血を活かす。生は辛散。熟は甘温。外実し中空し、肺の菜なり。肺は皮毛を主る。其の陽明

に合する。故に汗を発し、肌を解し以て上下陽気を通ず。傷寒頭痛、
時疾熱狂、陰毒腹痛を治す。目睛を益す。耳鳴を利し、二便を通ず。
気通れば則血活す。故に吐血衄血、便血痢血、折傷血出、乳癰風痺
を治す。乳を通じ胎を安んじ、婦人妊娠傷寒は蔥白一物湯にて、汗
を発し、胎を安んじ、生姜を加えて亦た佳なり。気を通じ故に能く
毒を解し、薬毒、魚肉毒、蚯蚓毒を殺す。猘犬傷に塗る。諸物皆な
宜し、故に菜伯と曰う。又和事草と曰う。白を取りて鬚に連ね用う。
蜜と同じく食すれば人を殺す。棗と同じく食すれば人をして病ませ
しむ。

〔注〕猘犬は、狂犬病のこと。

〔解〕蔥は、白通湯、通脈四逆湯などに配合される。

　蔥は、ネギ科 Alliaceae のネギ 蔥 *Allium fistulosum* L. である。

〔原文〕軽、宣。発表和裏、通陽活血。生辛散、熟甘温、外実中空、
肺之菜也。肺主皮毛、其合陽明。故発汗解肌、以通上下陽気。治傷寒
頭痛、時疾熱狂、陰毒腹痛、益目睛。利耳鳴、通二便、気通則血活、
故治吐血衄血、便血痢血、折傷血出、乳癰風痺、通乳安胎、婦人妊娠
傷寒、蔥白一物湯、発汗而安胎、加生姜亦佳。通気故能解毒、殺薬毒、
魚肉毒蚯蚓毒塗猘犬傷。諸物皆宜、故曰菜伯。又曰和事草。取白連鬚用。
同蜜食殺人。同棗食令人病。

153. 薤白 (がいはく)

宣。痘瘡を発す。辛苦温滑。中を調え陽を助け、血を散じ肌を生
じ、下焦大腸の気滞を泄す。泄痢下重、胸痺刺痛、肺気喘急を治す。
胎を安んじ、産を利し、湯火傷に塗る。葉は韮に似て中空、根は蒜
の如し。白を取りて用う。牛肉を忌む。

〔解〕薤は、栝樓薤白白酒湯、栝樓薤白半夏湯などに配合される。

薤は、ユリ科 Liliaceae のラッキョウ *Allium bakeri* REGEL である。

〔原文〕宣。発痘瘡。辛苦滑温。調中助陽、散血生肌、泄下焦大腸気滞。治泄痢下重。胸痺刺痛、肺気喘急。安胎利産、塗湯火傷、葉似韮而中空、根如蒜。取白用。忌牛肉。

154. **生姜** (しょうきょう)

宣。寒を散じ、痰を開き、嘔を止む。辛温。陽分を行らし、寒を祛り表を発す。肺気を宣べて鬱を解し中を調う。胃口を暢べて痰を開き食を下す。傷寒頭痛、傷風鼻塞、咳逆嘔噦、胸壅痰膈、寒痛湿瀉を治す。水気を消し、血閉を行らす。神明を通じ、穢悪を去り、暴卒を救う。狐臭を療し凍耳に搽る。半夏、南星、菌蕈、野禽の毒を殺す。早行は一塊を含む、霧露山嵐の邪気を辟く。汁に搗き、黄明膠に和し熬し、風湿痺痛を貼す。久しく食せば熱を積み目を患い、多く食し酒を兼ぬれば、痔を発す。瘡癰の人、多く食せば則ち悪肉を生ず。涼を要せば則ち皮を留む。皮は辛涼、脾を和し水を行らし、皮膚水腫、腹脹痞満を治す。秦椒は使と為す。黄連、黄芩、夜明砂を悪む。

〔解〕生姜は、ショウガ科 Zingiberaceae のショウガ *Zingiber officinale* Roscoe の生の根茎である。日本の通常の臨床では、生の生姜（ひねしょうが）、乾生姜（生の生姜を乾燥したもの）、乾姜（蒸して乾燥した生姜）として使い分けている。

〔原文〕宣。散寒、開痰、止嘔。辛温。行陽分而祛寒発表、宣肺気而解鬱調中、暢胃口而開痰下食。治傷寒頭痛、傷風鼻塞、咳逆嘔噦、胸壅痰膈、寒痛湿瀉。消水気、行血閉。通神明、去穢悪、救暴卒、療狐臭、

搓凍耳。殺半夏、南星、厚朴、菌蕈、野禽毒。早行含一塊、辟霧露山嵐邪気、搗汁、和黄明膠熬、貼風湿痺痛。久食積熱患目、多食兼酒発痔、瘡癰人多。食則生悪肉、要涼則留皮。皮辛涼、和脾行水。治皮膚水腫、腹脹痞満。秦椒為使。悪黄連、黄芩、夜明砂。

155. **乾姜** (かんきょう) （**黒姜** (こくきょう)）

　大いに燥し、陽を回す、宣。脈絡を通ず。生にて用うれば辛温。寒邪を逐い表を発す。炮ずれば則ち辛苦大熱、胃冷を除き中を守る。経を温め血を止む。痰を消し、嘔を定む。臓腑沈寒痼冷を去り、能く悪を去り新を生ず。陽を生じ陰を長ぜしむ。故に吐衄下血、陰有れども陽無き者は之に宜し。補陰薬と同じく亦た能く血薬を引き気分に入りて、血を生ず。故に血虚発熱、産後大熱の者は之に宜し。引くに黒附を以てすれば能く腎に入りて寒湿を治し、能く脈絶え、陽無きを回す。五味と同じく肺中に入り肺気を利して嗽を治す。脾湿を燥かして脾を補う。心を通じ陽を助けて心気を補う。五臓六腑を開き、四肢関節を通じ、諸脈絡を宣ばす。冷痺寒痞、反胃下痢を治す。多く用うれば陰を損し気を耗す。孕婦之を忌む。母姜は晒し乾し乾姜と為す。炮じて黒くし黒姜と為す。

〔解〕乾姜は、四逆湯、白通湯、姜附湯などに配合される。

　乾姜は、ショウガ科 Zingiberaceae のショウガ *Zingiber officinale* Roscoe の根茎を乾燥したものである。

〔原文〕大燥、回陽、宣。通脈絡。生用辛温、逐寒邪而発表。炮則辛苦大熱、除胃冷而守中。温経止血、消痰定嘔。去臓腑沈寒痼冷、能去悪生新、使陽生陰長、故吐衄下血、有陰無陽者宜之。同補陰薬、亦能引血薬、入氣分而生血、故血虚発熱、産後大熱者宜之。引以黒附、能

入腎而治寒湿、能回脈絶無陽、同五味、入肺中利肺気而治嗽。燥脾湿
而補脾。通心助陽而補心気、開五臓六腑、通四肢関節、宣諸脈絡。治
冷痺寒痃、反胃下痢、多用損陰耗気、孕婦忌之、母姜晒乾者為乾姜、
炮黒為黒姜。

156.　山薬 (さんやく) （薯蕷 (しょよ)）

　脾肺を補い、気精を濇す。色白は肺に入る。味甘は脾に帰す。脾
肺二経に入り、其の不足を補い、其の虚熱を清す。腸胃を固め、皮
毛を潤し、痰涎を化し、瀉痢を止む。肺は腎の母と為す。故に又た
腎を益し陰を強くし、虚損労傷を治す。脾は心の子と為す。故又た
能く心気を益す。遺精健忘を治す。生にて搗き、癰瘡腫硬に敷く。
色白く懐慶の者は勝れり。

〔解〕山薬は、八味地黄丸などに配合される。

　山薬は、ヤマノイモ科 Dioscoreaceae のヤマノイモ *Dioscorea
japonica* Thunberg 又はナガイモ *D. batatas* Decaisne の周皮を除いた根
茎。

〔原文〕補脾肺、濇精気。色白入肺、味甘帰脾。入脾肺二経、補其不足、
清其虚熱、固腸胃、潤皮毛、化痰涎、止瀉痢。肺為腎母、故又益腎強陰、
治虚損労傷、脾為心子、又能益心気、治遺精健忘。生搗、敷癰瘡腫硬。
色白懐慶者勝。

157.　百合 (びゃくごう)

　肺を潤し嗽を止む。甘平。肺を潤し心を寧ず。熱を清し嗽を止め、
中を補い、気を益す。涕涙を止める。二便を利し、浮腫臚脹、心下
満痛、乳癰瘡腫、傷寒百合病を治す。花白き者は薬に入る。

〔解〕百合は、百合固金湯などに配合される。

　百合は、ユリ科 Liliaceae のオニユリ *Lilium lancifolium* Thunberg、ハカタユリ *Lilium brownii* F.E.Brown var. *colchesteri* Wilson 又はその他同属植物のりん片を蒸して乾燥したもの。

〔原文〕潤肺、止嗽。甘平。潤肺寧心、清熱止嗽、補中益気、止涕涙。利二便。浮腫臚脹、心下満痛、乳癰瘡腫、傷寒百合病。花白者入薬。

158. 冬瓜 (とうが)（冬瓜子 (とうがし)）

　熱を瀉す。脾を補う。寒は熱を瀉し、甘は脾を益す。二便を利し、水腫を消し、消渇を止む。熱毒癰腫を散ず。子は、肝を補い目を明らかにす。

〔解〕冬瓜子は、ウリ科 Cucurbitaceae のトウガン *Benincasa hispida* Cogn. の種仁。

〔原文〕瀉熱、補脾。寒瀉熱、甘益脾。利二便、消水腫、止消渇。散熱毒癰腫、子補肝明目。

159. 金 (きん)

　重。心肝を鎮め、驚悸を定む。辛平。毒有り。金木を製す。重は怯を鎮む。故に心肝を鎮め魂魄を安んず。驚癇風熱、肝胆の病を治す。錫、水銀を畏る。銀の功用は、略、同じ。

〔原文〕重、鎮心肝、定驚悸。辛平有毒、金製木、重鎮怯、故鎮心肝、安魂魄。治驚癇風熱、肝胆之病。畏錫水銀。銀功用略同。

160. 鉛 (なまり)

　重。痰を墜す。毒を解す。甘寒。屬腎に属す。壬癸の気を稟け、

水中の金なり。金丹の母なり。八石の祖なり。神を安んず。毒を解す。痰を墜し、蟲を殺し、須を烏くす。目を明らかにす。

〔原文〕重。墜痰、解毒。甘寒属腎、稟壬癸之気、水中之金、金丹之母、八石之祖。安神解毒、墜痰殺蟲、烏鬚。明目。

161. 鉛丹 (えんたん)

鹹寒沈重。味は塩礬を兼ねて、内に用れば痰を墜し怯を去る。積を消し蟲を殺す。驚疳瘧痢を治す。外に用れば熱を解し毒を拔き、瘀を去り肉を長ず。熬膏必用の薬なり。

〔解〕鉛丹は、柴胡加竜骨牡蠣湯などに配合される。

鉛丹は、四酸化三鉛 (Pb$_3$O$_4$) を主成分とする赤色の粉末。

〔原文〕鹹寒。沈重、味兼塩、礬内用墜痰去怯、消積殺蟲、治驚疳瘧痢。外用解熱拔毒、去瘀長肉、熬膏必用之薬。

162. 鉄 (てつ)

重。痰を墜す。驚を鎮む。辛平。重墜。心を鎮め肝を平す、驚を定め狂を療す。癲を消し毒を解す。諸薬に多く之を忌む。磁石、皂莢を畏る。煆時、砧上に打落す者は鐵落と名づく。塵の飛び起し如き者、鐵精と名づく、器物、衣を生ずる者は鉄鏽と名づく。塩、醋に浸して出だす者は鉄華と名づく。針砂は水腫黄疸を消し、瘳瘤を散じ、髭髪を烏くす。

〔注〕煆は、火の気がつよいこと。

〔解〕鉄は、烏須方などに配合される。

〔原文〕重。墜痰、鎮驚。辛平重墜。鎮心平肝、定驚療狂、消癲解毒、諸薬多忌之。畏磁石皂莢。煆時砧上打落者名鐵落。如塵飛起者名鐵精、

器物生衣者名鐵鏽、塩醋浸出者名鐵華。針砂消水腫黄疸、散癭瘤、烏髭髮。

163. 石膏 (せっこう)

体重く火を瀉す。気軽く。肌を解す。甘辛にして淡、体重くして降る。足の陽明経大寒の薬なり。色白く肺に入り、兼て三焦に入る。寒は能く熱を清し火を降す。辛は能く汗を発し肌を解す。甘は能く脾を緩め気を益し、津を生じ渇を止む。傷寒鬱結無汗、陽明の頭痛、発熱悪寒、日晡潮熱、肌肉壮熱、小便赤濁、大渇引飲、自汗口乾、舌焦牙痛するを治す。又た胃は肌肉を主る、肺は皮毛を主る、発斑、発疹の要品と為す。但だ之を用うること甚少なれば、則ち功を見し難し。然れども能く胃を寒す。胃弱血虚及び病邪未だ陽明に入らざれば、用うることを禁ず。亦た寒水石と名づく。瑩白の者は良し。研り細にし、甘草水に飛し用う。近人其の寒に因りて、或は火を用いて煆けば、則ち胃を傷らず、味淡にして出し難し。若し煎剤に入るれば、須らく先ず煮ること数十沸すべし。雞子は使と為す。巴豆、鉄を忌む。

〔解〕石膏は、大青竜湯、越婢加朮湯などに配合される。

　石膏は、天然の硫酸カルシウム鉱石である。

〔原文〕体重、瀉火、黄軽解肌。甘辛而淡、体重而降。足陽明経大寒之薬。色白入肺、兼入三焦。寒能清熱降火、辛能発汗解肌、甘能緩脾益気、生津止渇。治傷寒鬱結無汗、陽明頭痛、発熱悪寒、日晡潮熱、肌肉壮熱、小便赤濁、大渇引飲、中暑自汗口乾、舌焦牙痛。又胃主肌肉、肺主皮毛、為発斑発疹之要品。但用之甚少、則難見功。然能寒胃、胃弱血虚及病邪未入陽明者禁用。亦名寒水石、瑩白者良。研細、甘草水

飛用。近人因其寒、或用火、則不傷胃、味淡難出。若入煎劑、須先煮
数十沸、雞子為使。忌巴豆鐡。

164. 滑石 (かっせき)

滑。竅を利す。通。水を行らす。体重く、火を瀉す。気軽く、肌
を解す。滑は竅を利す。湿を淡す。甘は気を益し、脾胃を補う。寒
は熱を瀉し、心火を降す。色白きは肺に入り、上は腠理を開き表を
発す。下は膀胱に走りて水を行らす。六腑九竅津液を通ず。足の太
陽経の本薬為り。中暑積熱、嘔吐煩渇、黄疸水腫、脚気淋閉、水瀉
熱痢、吐血衄血、諸瘡腫毒を治す。熱を蕩し湿を除くの要剤為り。
暑を消し結を散じ乳を通じ胎を滑らかにす。白にして潤なるは良
し。石葦は使と為す。甘草に宜し。

〔解〕滑石は、猪苓湯、六一散などに配合される。

滑石は、天然の含水ケイ酸アルミニウム及び二酸化ケイ素などから
なる鉱物。

〔原文〕滑、利竅、通、行水、体重瀉火気軽解肌。滑利竅、淡湿、甘
益気、補脾胃、寒瀉熱、降心火。色白入肺、上開腠理而発表。下走膀
胱而行水、通六腑九竅津液。為足太陽経本薬。治中暑積熱、嘔吐煩渇、
黄疸水腫、脚気淋閉、水瀉熱痢、吐血衄血、諸瘡腫毒。為蕩熱除湿之
要剤。消暑散結通乳滑胎。白而潤者良。石葦為使。宜甘草。

165. 芒硝 (ぼうしょう) (朴硝 (ぼくしょう))

大いに瀉し、燥を潤し、堅を軟にす。辛は能く燥を潤す。鹹は能
く堅を軟らげ苦は能く下し泄す。大寒は能く熱を除く。朴硝は酷濇
性急。芒硝は錬を経てを稍や緩し。能く三焦、腸胃の実熱を蕩滌し、

陳を推し新を致す。陽強之病、傷寒疫痢、積聚結癖、留血停痰、黄
疸淋閉、瘰癧瘡腫、目赤障翳を治す。経を通じ胎を堕す。硝は能く
五金を柔げ、七十二種の石を化し水と為す。鹵地に生ず。刮取りて
煎煉し、底に在る者は、朴硝と為す。上に在りて芒有る者は、芒硝
と為す。牙有る者は、馬牙硝と為す。

〔解〕芒硝は、主に天然の含水硫酸ナトリウム、無水硫酸ナトリウム
からなる鉱物、あるいは、主に含水硫酸マグネシウムからなる鉱物。

〔原文〕大瀉、潤燥、軟堅。辛能潤燥、鹹能軟堅、苦能下泄、大寒能
除熱。朴硝酷澀性急、芒硝経煉稍緩。能蕩滌三焦腸胃実熱。推陳致新。
治陽強之病、傷寒疫痢、積聚結癖、留血停痰、黄疸淋閉、瘰癧瘡腫、
目赤障翳。通経堕胎。硝能柔五金、化七十二種石為水。生於鹵地、刮
取煎煉。在底者為朴硝。在上有芒者為芒硝。有牙者、為馬牙硝。

166. 赤石脂 (しゃくせきし)

重。澀。大小腸を固む。甘くして温。故に気を益し肌を生じて中
を調う。酸にして澀。故に湿を収む。血を止みて下を固くす。腸癖、
泄痢、崩帯、遺精、癰痔、潰瘍を療す。口を収め肉を長じ、下胞を
生じるを催す。細膩舌に粘なる者は良し。赤は血分に入り、白は気
分に入る。粉に研り、水飛し用う。芫花を悪む。大黄を畏る。

〔解〕赤石脂は、赤石脂禹余糧湯などに配合される。

　赤石脂は、酸化第二鉄を多量に含む雲母源の粘土塊。

〔原文〕重。澀、固大小腸。甘而温、故益気生肌而調中。酸而澀、故
収湿。止血而固下。療腸癖泄痢、崩帯遺精、癰痔潰瘍、収口長肉、催
生下胞。細膩粘舌者良。赤入血分、白入気分。研粉水飛用。悪芫花。
畏大黄。

167. **禹余糧** （うよりょう）

　重。濇。下を固む。甘平性濇。手足の陽明、血分の重剤。能く下を固む。咳逆、下痢、血閉、血崩を治す。又た能く生を催す。石中の黄粉は、池沢に生ず。砂無き者は良し。牡丹を使と為す。

〔解〕禹余糧は、粘土を内臓する褐鉄鉱 Limonitum。

〔原文〕重、濇。固下。甘平性濇。手足陽明血分重剤。能固下。治咳逆下痢、血閉、血崩、又能催生。石中黄粉、生于池澤。無砂者佳。牡丹為使。

168. **代赭石** （たいしゃせき）

　重、虚逆を鎮む。苦寒。血気を養う、血熱を除く。平血熱、肝と心包とに入り、専ら二経血分の病、吐衄崩帯、胎動産難、小兒慢驚を治す。金瘡は肉を長ず。紅に煅き醋に淬し、水飛して用う。乾姜は使と為す。雄附を畏る。

〔解〕代赭石は、旋覆代赭石湯などに配合される。代赭石は、天然の赤鉄鉱 Hematite である。

〔原文〕重、鎮虚逆。苦寒。養血気、除血熱、入肝與心包、専治二経血分之病、吐衄崩帶、胎動産難、小兒慢驚、金瘡長肉、煅紅醋淬、水飛用。乾姜為使。畏雄附。

169. **紫石英** （しせきえい）

　重く、心を鎮め、潤。肝を補う。甘平。性温にして補う。重は以て怯を去る。湿は以て枯を去る。心肝の血分に入る。故に心神不安、肝血不足、女子血海虚寒、不孕の者に之を宜し。色淡く紫。瑩は五棱に徹す。火煅き、醋に淬して七次。末に研り水飛し用う。二英、

俱に附子を畏り、黄連を悪む。

〔注〕二英とは、白石英と紫石英のこと。

〔解〕紫石英は、風引湯などに配合される。

　紫石英は、紫水晶である。

〔原文〕重。鎮心、潤、補肝。甘平。性温而補、重以去怯、湿以去枯。入心肝血分、故心神不安、肝血不足、女子血海虚寒不孕者宜之。色淡紫瑩徹、五棱火煅、醋淬七次、研末水飛用。二英俱畏附子。悪黄連。

170. 甘瀾水 (かんらんすい)

補。水性は鹹して重し。之を労すれば則ち甘にして軽。仲景用いて傷寒労傷等の薬を煎す。其の腎気を助けずして脾胃を益すを取るなり。

〔解〕甘瀾水は、水をよく撹拌して軟らかくしたもの。傷寒論太陽中篇茯苓桂枝甘草大棗湯の方後にある。『本草綱目』には「甘爛水は、流水二斗（36ℓ）を大きな器に入れ、杓で千万遍も高く揚げて注ぎ落とすと、ぞろぞろ泡が沸き立つようになる水である」とある。

〔原文〕補。水性鹹而重。労之則甘而軽。仲景用煎傷寒労傷等薬、取其不助腎気而益脾胃也。

171. 井泉水 (せいせんすい)

補。まさに旦にならんとし首ず汲むを井華水と曰う。瓷を出で未だ放たるを、無根水と曰う、時無く初て出でるを、新汲水と曰く、熱悶煩渇を解す。補陰の薬を煎するに之に宜し。

〔解〕井泉水は、井戸水のことである。

〔原文〕補。將旦首汲、曰井華水。出瓷未放、曰無根水、無時初出、

曰新汲水。解熱悶煩渇。煎補陰之薬宜之。

172. 伏龍肝 （ぶくりゅうかん）

　重、濇。中を調え、血を止む。湿を燥し、腫を消す。辛温。中を
調え、血を止む。湿を燥し、腫を消す。咳逆反胃、吐衄崩帯、尿血
遺精、腸風癰腫を治す。胎を下すを生するを催す。斧心の多年の黄
土、一に云う灶額内火気、久しく積り石の如く結成す。外が赤く中
が黄なり。細く研り、水飛して用う。

〔解〕伏龍肝は、伏龍肝煎などに配合される。

　伏龍肝は、長年使用された黄土製かまどの中央部の焼け土。

〔原文〕重、濇、調中、止血、燥湿、消腫。辛温。調中止血、去湿消腫。
治咳逆反胃、吐衄崩帯、尿血遺精、腸風癰腫、催生下胎、斧心多年黄土、
一云灶額内火気、積久結成如石、外赤中黄、研細、水飛用。

173. 五霊脂 （ごれいし）

　瀉。血を行し、痛を止む。甘温純陰。気味俱厚し。肝経血分に入
り、血脈を通利す。血を散じ血を和す。血閉は能く通じ、経多くは
能く止む。血痺血積、血眼血痢、腸風崩中、諸の血病を治す。心腹
血気、一切諸痛を止む。風を除き痰を化し、虫を殺し積を消す。驚
疳、癙疝、蛇蠍蜈蚣の傷を治す。血虚、瘀無き者は用いることを忌
む。北地の鳥の名、寒號蟲の矢也。色黒く気甚だ臊悪、糖心潤澤の
者は真なり。末に研り酒に飛し、砂石を去りて用う。血を行すには
生に宜し、血を止むには炒に宜し。人参を悪む。

〔解〕五霊脂は、失笑散などに配合される。

　五霊脂は、ムササビ科 Petauristidae の動物 *Trogopterus xanthipes*

Milne-Edwards の糞便。

〔原文〕瀉。行血、止痛。甘温純陰。気味倶厚。入肝経血分。通利血脈、散血和血、血閉能通、経多能止。治血痺血積、血眼血痢、腸風崩中、諸血病、止心腹血気、一切諸痛。除風化痰、殺蟲消積。治驚疳癖疝蛇蠍、蜈蚣傷、血虚無瘀者忌用。北地鳥名、寒號蟲矢也、色黒気甚臊悪。糖心潤澤者真。研末酒飛、去砂石用。行血宜生、止血宜炒。悪人参。

174. 羊肉 (ようにく)

肉は形を補う。甘熱は火に属す。虚寒を補う。気血を益す。陽道を壮にす。胃を開き力を健にし、気を通じ、瘡を発す。

〔解〕羊肉は、当帰生姜羊肉湯などに配合される。

羊肉は、ウシ科 Bovidae のヒツジ 羊 *Ovis aries* の肉である。

〔原文〕肉補形。甘熱属火。補虚寒、益気血、壮陽道、開胃健力、通気発瘡。

175. 牛肉 (ぎゅうにく)

肉は脾を補う。甘温は土に属す。中を安んじ脾を補い、気を益し渇を止む。

〔解〕牛肉は、ウシ科 Bovidae のウシ *Bos taurus* の肉である。

〔原文〕肉補脾。甘温属土。安中補脾、益気止渇。

176. 牛乳 (ぎゅうにゅう)

乳は燥を潤し虚を補う。味甘微寒にして、腸胃を潤し、熱毒を解し、虚労を補い、反胃噎膈を治す。

〔解〕牛乳は、ウシ科 Bovidae のウシ *Bos taurus* の乳である。

〔原文〕乳、潤燥、補虚。味甘微寒。潤腸胃、解熱毒、補虚労、治反胃噎膈。

177. **牛黄** (ごおう)

　熱を瀉し、痰を利し、驚を涼す。甘涼。牛病有り。心肝胆の間に在り。凝結して黄を成す。故に還て以て、心肝胆の病を治す。心を清し熱を解し、痰を利し驚を涼し、竅を通じ、邪を辟く。中風臓に入り、驚癇口噤、小兒百病を治す。痘を発し、胎を堕し、牛黄有るは、必ず多く吼喚す。盆水を以て之を承け、其の吐出を伺う。迫喝即ち水に堕つ。生黄と名く。雞子黄大の如く、重畳掲ぐ可し。軽虚、気香る者は良し。殺死し、角中に得る者は角黄と名く。病死し心中に得る者は心黄と名く。肝胆の中の者は肝胆黄と名く。塊を成し粒を成し、総て生の者に及ばざるは、但だ指甲上に磨り、黄甲に透きは者真と為す。牡丹、菖蒲を得て良し。人参使と為す。竜骨、龍胆、地黄、常山を悪む。

〔解〕牛黄は、ウシ科 Bovidae のウシ *Bos taurus* の胆石である。

〔原文〕瀉熱、利痰、涼驚。甘涼。牛有病、在心肝胆之間凝結成黄、故還以治心肝胆之病、清心解熱、利痰涼驚、通竅辟邪。治中風入臓、驚癇口噤、小兒百病、発痘堕胎、牛有黄、必多吼喚、以盆水承之、伺其吐出迫喝即堕水、名生黄、如雞子黄大、重畳可掲。軽虚、気香者良、殺死、角中得者名角黄、病死、心中得者名心黄、肝胆中者名肝胆黄。成塊成粒、總不及生者。但磨指甲上、黄透指甲者為真。得牡丹、菖蒲良、人参為使。悪竜骨、龍胆、地黄、常山。

178. 阿膠 (あきょう)

平。補いて潤す。甘平。肺を清し肝を養う、腎を滋し気を益し、血を和し陰を補う。風を除き痰を化す、燥を潤し喘を定め、大小腸を利す。虚労咳嗽、肺痿吐膿、吐血衄血、血淋血痔、腸風下痢、腰酸骨痛、血痛血枯、経水不調、崩帯胎動、癥瘕、腫毒、及び一切の風病を治す。瀉する者は用うることを忌む。黒驢皮を用いて、阿井水にて煎じ成す。光、緑色を帯び、夏月に軟らかならざる者を以て真とす。剉み炒り珠を成す、或は麺にて炒り、蛤粉にて炒り、蒲黄にて炒る。酒に化し、水に化し、童便に和し用う。火を得て良し。山薬は使と為す。大黄を畏る。

〔解〕阿膠は、芎帰膠艾湯などに配合される。

　阿膠は、ウマ科 Equidae のロバ *Equus asinus* Linne の毛を去った皮を水で加熱抽出して作られるにかわのこと。

〔原文〕平。補而潤。甘平。清肺養肝、滋腎益気。和血補陰、除風化痰、潤燥定喘、利大小腸。治虚労咳嗽、肺痿吐膿、吐血衄血、血淋血痔、腸風下痢、腰酸骨痛、血痛血枯、経水不調、崩帯胎動、癥瘕腫毒及一切風病、瀉者忌用、用黒驢皮、阿井水煎成。以黒光帯緑色、夏月不軟者真。剉炒成珠、或麺炒、蛤粉炒、蒲黄炒、酒化、水化、童便和用。得火良。山薬為使。畏大黄。

179. 虎骨 (ここつ)

宣。風を去り、骨を健にす。味辛微熱。虎は金に属し木を製す。故に嘯りて風生ず。風を追い骨を健にし、痛を定め邪を辟く。風痺、拘攣疼痛、驚悸顚癇、犬咬骨哽を治す。頭骨、脛骨を以て良し。

〔注〕嘯は、うなる、うそぶく。哽は、どもること。

〔解〕虎骨は、ネコ科 Felidae の虎 *Panthera tigris* の骨である。
〔原文〕宣。去風、健骨。味辛微熱。虎属金而製木、故嘯則風生。追風健骨、定痛辟邪。治風痺拘攣疼痛、驚悸顛癇、犬咬骨哽、以頭骨脛骨良。

180. 犀角 (さいかく)

　心胃の大熱を瀉す。苦酸鹹寒。心を涼し肝を瀉し、胃中大熱を清す。風を祛り痰を利し、邪を辟け毒を解す。傷寒時疫、発黄発斑、吐血下血、蓄血、発狂、痘瘡黒陥を治す。癰を消し膿を化し、驚を定め、目を明らかにす。妊婦には服することを忌む。烏にして光潤なる者は勝てり。角尖尤も勝てり。成器物に現す、多く蒸煮を被れば、堪えず入薬す。湯剤に入れば磨汁に用う。丸散に入れば鉊み細かくす、紙にて裹み懐中に納れ、熱を待て之を搗く。立ち砕く。升麻を使と為す。塩を忌む。
〔解〕犀角は、犀角地黄湯などに配合される。
　犀角は、サイ科 Rhinocerotidae のインドサイ *Rhinoceros unicornis*、ジャワサイ *Rhinoceros sondaicus* の角。
〔原文〕瀉心胃大熱。苦酸鹹寒。涼心瀉肝、清胃中大熱、祛風利痰、辟邪解毒。治傷寒時疫、発斑発黄、吐血下血、蓄血発狂、痘瘡黒陥、消癰化膿、定驚明目。妊婦忌服。烏而光潤者勝、角尖尤勝、現成器物、多被蒸煮、不堪入薬。入湯剤磨汁用、入丸散鉊細。紙裹納懐中、待熱搗之立碎、升麻為使。忌塩。

181. 羚羊角 (れいようかく)

　心肝の火を瀉す。苦鹹微寒。羊は火に属し、羚羊は木に属す。足

の厥陰に入り、手の太陰少陰経に入る。目は肝の竅と為す。此れ能く肝を清す。故に目を明らかにす。障を去る。肝は風を主り、其の合は筋に在り、此れ能く風を祛り筋を舒ぶ。故に驚癇搐搦、骨痛筋攣を治す。肝は魂を藏す。心は神明を主る。此れ能く心肝邪熱を瀉す。故に狂越僻謬、夢魘驚駭を治す。肝は血を主る。此れ能く血を散ず。故に瘀滞悪血、血痢腫毒を治す。相火於肝胆に寄り、志在って怒と為す。此れ能く気を下し火を降す、故に傷寒伏熱、煩満気逆、食噎通ぜざるを治す。羚の性は霊にして精、角に在り、故に又た邪を辟けて諸毒を解す。西地に出づ。羊に似て大なる角に節有り、最も堅く勁い。能く金剛石と貘骨とを碎く。夜宿の患を防ぎ、角を以て樹に掛けて棲む。多くは両角なり。一角の者は勝てり。鉋み研り極めて細にす。人の腸を刮るを免る、或は磨り用う。

〔注〕勁は、つよい、かたい意味。

〔解〕羚羊角は、ウシ科 Bovidae のサイガカモシカ *Saiga tatarica* L. の角。

〔原文〕瀉心肝火。苦鹹微寒。羊属火、而羚羊属木、入足厥陰手太陰少陰経。目為肝竅、此能清肝故明目去障。肝主風、其合在筋、此能祛風舒筋。故治驚癇搐搦、筋脈攣急、肝藏魂、心主神明、此能瀉心肝邪熱、故治狂越僻謬、夢魘驚駭。肝主血、此能散血、故治瘀滞悪血、血痢腫毒。相火寄于肝胆、在志為怒。此能下気降火、故治傷寒伏熱、煩満気逆、食噎不通。羚之性霊、而精在角、故又辟邪而解諸毒。出西地、似羊而大角有節、最堅勁、能碎金剛石與貘骨。夜宿防患、以角掛樹而棲、多両角。一角者勝。鉋研極細、免刮人腸、或磨用。

182. 鹿茸 (ろくじょう)

陽虚を大いに補う。精血を生ず。甘温、純陽。精を生じ髄を補う。

血を養い陽を助け、筋骨を強くし、陽道を堅くす。腰腎虚冷、四肢
酸痛、頭眩眼黒、崩帯遺精、一切の虚損労傷を治す。惟だ脈沈細に
して、相火衰うる者は之に宜し。鹿の角、初めて生ず、長さ二三寸
は歧を分れ鞍の如し。紅は瑪瑙の如し。之を破って朽木の如き者は
良し。酥に涂り灼して毛を去り微に炙りて用う。また酒に炙る者あ
り。之を嗅ぐべからず。恐くは虫有り。鼻顙に入る。

〔注〕陽道は、陰茎のこと。

〔解〕鹿茸は、シカ科 Cervidae のマンシュウアカジカ Cervus elaphus
Linné var. xanthopygus Milne-Edwards、マンシュウジカ Cervus nippon
Temminck var. mantchuricus Swinhoe の雄の幼角である。

〔原文〕大補陽虚。生精血。甘温、純陽。生精補髄、養血助陽、強筋骨。
堅陽道。治腰腎虚冷、四肢酸痛、頭眩眼黒、一切虚損労傷。惟脈沈細、
相火衰者宜之。鹿角初生、長二三寸、分歧如鞍、紅如瑪瑙。破之如朽
木者良。酥涂灼去毛、微炙用。亦有酒炙者。不可嗅之、有蟲恐入鼻顙。

183.　鹿角 (ろっかく)

　陽を補う。鹹温。生にて用れば、則ち熱を散じ、血を行し、腫を
消す。邪を辟け、夢に鬼と交るを治す。煉霜熬膏すれば、則ち滋補
に専り。膠霜法に造り、新角を取り、寸に截り、河水に浸すこと七
日、刮り淨す。桑火に煮ること七日、醋を少し許りを入れ、取角搗
きて霜と成し用す。其の汁に無灰酒を加えて熬りて膏と成し用う。
大黄を畏る。

〔解〕鹿角は、シカ科 Cervidae のマンシュウアカジカ Cervus elaphus
Linné var. xanthopygus Milne-Edwards、マンシュウジカ Cervus nippon
Temminck var. mantchuricus Swinhoe の雄の骨質の角である。鹿茸の

代用に用いる。

〔原文〕補陽。鹹温。生用則散熱行血、消腫、辟邪。治夢與鬼交、煉霜熬膏、則専于滋補、造膠霜法、取新角寸截、河水浸七日、刮淨桑火煮七日、入醋少許、搗成霜用、其汁加無灰酒熬成膏用。畏大黄。

184. 麝香 (じゃこう)

宣、竅を通ず。辛温香竄。経絡を開き、諸竅を通し、肌骨を透し、卒中、諸風、諸気、諸血、諸痛、痰厥驚癇を治す。癥瘕、瘴瘧、鼻窒、耳聾、目翳、陰冷。辟邪、解毒、殺蟲墮胎、果を壊し、酒を敗る。果積、酒積を療す。研り用ゆ。凡そ麝香を使う。当門子を用う。尤も妙なり。蒜を忌む。鼻に近づくべからず。蟲が脳に入るを防ぐ。

〔注〕当門子は、麝香の塊状顆粒のものを言う。

〔解〕麝香は、シカ科 Cervidae のジャコウジカ Moschus moschiferus の雄の麝香腺分泌物を乾燥したもの。

〔原文〕宣。通竅。辛温香竄。開経絡、通諸竅、透肌骨、治卒中諸風諸気諸血諸痛、痰厥驚癇。癥瘕瘴瘧、鼻窒耳聾、目翳陰冷。辟邪解毒、殺蟲墮胎。壞果敗酒。療果積、酒積、研用。凡使麝香、用當門子尤妙。忌蒜。不可近鼻、防蟲入腦。

185. 熊胆 (ゆうたん)

熱を瀉す。苦寒。心を涼す。肝を平にす。目を明らかにす。蟲を殺す。驚癇、瘈瘲を治す。通明なる者は佳し。性善く塵を辟く。塵を水上に撲く。胆米許りを投ず。則ち豁然として開く。

〔注〕撲は、うつこと。

〔解〕熊胆は、クマ科 Ursidae のヒグマ Ursus arctos L. もしくはその近

縁動物の胆汁を乾燥したもの。

〔原文〕瀉熱。苦寒。涼心平肝、明目殺蟲。治驚癇瘈瘲。通明者佳。性善辟塵。撲塵水上、投胆米許、則豁然而開。

186.　獺肝 <small>（だっかん）</small>

肝腎を補う。伝尸労を治す。甘鹹にして温。陰を益し、虚を補う、虫を殺し嗽を止む。伝尸鬼疰を治す。神功有り。諸肝、皆葉數有り。惟だ獺肝一月一葉なり。其の間又た退葉有り。須く於獺身より取り下すべし。爾ざれば多く偽る。<ruby>爾<rt>しから</rt></ruby>

〔注〕伝尸労は、肺結核様疾患。伝尸鬼疰は、肺結核様疾患。

〔解〕獺肝散（金匱要略）に配合される。獺肝は、イタチ科 Mustelidae の動物カワウソ Lutra lutra の肝臓を用いる。

〔原文〕補肝腎、治傳尸劳。甘鹹而温。益陰補虚、止嗽殺蟲、治傳尸鬼疰有神功。諸肝皆有葉數、惟獺肝一月一葉、其間又有退葉、須于獺身取下、不爾多偽。

187.　竜骨 <small>（りゅうこつ）</small>

精を濇し、腸を固め、驚を鎮む。甘濇。微寒。手足少陰、手の陽明、足の厥陰経に入る。能く浮越の正気を収斂す。腸を濇し、腎を益し、魂を安んじ、驚を鎮め、邪を辟け毒を解す。驚癇瘲痢、吐衄崩帯、遺精脱肛、大小腸利を治す。精を固め汗を止む、喘を定め瘡を斂む。皆濇すは脱を止むるの義を以てす。白地錦紋、之を舐めて舌に粘る者は良し。酒に浸すこと一宿、水飛すること三度にして用ふ。或は酒にて煮、酥にて炙り、火にて煆く。又た生にて用うる者有り。又た云う水飛し、晒乾す、黒豆にて蒸過し用う。否ざれは則

ち人の腸胃に著き、晩年に熱を作す。魚及び鐵を忌む。石膏、川椒を畏る。人参、牛黄を得て良し。

〔解〕竜骨は、古代の大型哺乳動物の化石化した骨。

〔原文〕澀精、固腸、鎮驚。甘澀。入手足少陰、手陽明足厥陰経。能收斂浮越之正気、澀腸益腎、安魂鎮驚、辟邪解毒。治驚癇瘧痢、吐衄崩帯、遺精脱肛。大小腸利、固精止汗、定喘、斂瘡、皆澀以止脱之義、白地錦紋、忌魚及鐵。舐之粘舌者良。酒浸一宿、水飛三度用、或酒煮酥炙火煨、亦有生用者。又云水飛、晒乾、黒豆蒸過用。否則着人、腸胃晩年、作熱。畏石膏川椒得人参牛黄良。

188. 竜歯 (りゅうし)

澀、驚を鎮む。澀涼。心を鎮め魂を安んず。大人痙癲狂熱、小兒五驚十二癇を治す。治は竜骨に同じ。

〔解〕竜歯は、古代の大型哺乳動物の化石化した歯。

〔原文〕澀、鎮驚。澀涼。鎮心安魂。治大人痙癲癇、疾小兒五驚十二癇、治同竜骨。

189. 穿山甲 (せんざんこう)

経絡を通ず。鹹微寒の性善く竄る。専ら能く行散し、経絡を通し、病む所に達す。厥陰陽明に入る。風湿冷痺を治す。経を通じ乳を下し、腫を消し癰を潰し、痛を止め膿を排し傷を和し痘を発す。風瘧瘡科の要薬と為す。以て其の蟻を食し、又た蟻瘻を治す。鱉の如く小さく、鯉に似て足有り。尾甲の力は更に勝れり。或は生、或は焼き、酥で炙り、醋で炙り、童便に油煎し、土で炒る、各々本方に随う。

〔注〕蟻瘻は、頚部の腫瘤。

〔解〕穿山甲は、センザンコウ科 Manidae の穿山甲 *Manis pentadactyla* である。

〔原文〕宣。通経絡。鹹微寒性善竄、専能行散、通経絡、達病所。入厥陰陽明。治風湿冷痺。通経下乳、消腫潰癰、止痛排膿、和傷発痘、風癧瘡科須為要藥、以其食蟻、又治蟻瘻、如鱉而小、似鯉有足。尾甲力更勝。或生或燒、酥炙、醋炙。童便炙、油煎、土炒各随本方。

190. 鱉甲 (べっこう)

　陰を補い、熱を退く。鹹平。陰に属す。色青し。肝に入る。労瘦骨蒸、往來寒熱、温瘧瘧母、腰痛、脇堅、血瘕血気、経阻産難、腸癰、瘡腫、驚癇、斑痘、厥陰血分の病を治す。色緑九肋。重さ七両の者は上と為す。醋に炙る。若し労を治するに、童便に炙る、亦た熬膏、鱉肉は血を涼し陰を補う、亦た瘧痢を治し、礬石を悪む。莧を忌む。

〔注〕労瘦骨蒸は、肺結核様疾患。温瘧瘧母は、マラリア様疾患。

〔解〕鱉甲は、鱉甲煎丸などに配合される。鱉甲は、スッポン科 Trionychidae のシナスッポン *Amyda sinensis* の背甲又は腹甲。

〔原文〕補陰、退熱。鹹平属陰、色青入肝。治労瘦骨蒸、往來寒熱、温瘧瘧母、腰痛脇堅、血瘕血気。経阻産難、腸癰瘡腫、驚癇斑痘、厥陰血分之病、色緑九肋。重七両者為上。醋炙若治労、童便炙、亦可熬膏。鱉肉涼血補陰、亦治瘧痢、悪礬石。忌莧。

191. 牡蛎 (ぼれい、かき)

　腸を濇し、水を補い、堅を軟にす。鹹は以て堅を軟げ、痰を化し、

瘰癧結核、老血瘕疝を消す。濇は以て脱を收め、遺精崩帯を治す。嗽を止め汗を斂す。大小腸を固む。微寒は以て熱を清し水を補う。虚労煩熱、温瘧赤痢を治す。湿を利し渇を止む。肝腎血分の薬と為す。塩水にて煮て一伏時、煆き粉にし用う。貝母は使と為す。麻黄、細辛、呉茱萸を悪む。甘草、牛膝、遠志、蛇床子を得て良し。

〔注〕瘰癧は、頚部リンパ節結核のこと。

〔解〕牡蛎は、イタボガキ科 Ostreidae のカキ *Ostrea gigas* Thunberg の貝がら。

〔原文〕濇腸、補水、軟堅。鹹以軟堅、化痰、消瘰癧結核、老血瘕疝。濇以收脱、治遺精崩帯、止嗽斂汗、固大小腸。微寒以清熱補水、治虚労煩熱、温瘧赤痢、利湿止渇、為肝腎血分之薬。塩水煮一伏時、煆粉用。貝母為使。悪麻黄辛夷呉茱萸。得甘草牛膝遠志蛇床子良。

192. **蛤粉** (ごうふん)

濇。牡蛎と功を同す。蛤蜊殻、煆き粉と為す。肉、鹹冷。消渇を止む。酒毒を解す。

〔解〕マルスダレガイ科 Veneridae のオキシジミ *Cyclina sinensis* Gmelin 又はハマグリ *Meretrix meretrix* Linnaeus の貝殻を粉にしたもの。

〔原文〕濇。與牡蠣同功。蛤蜊殻、煆為粉。肉、鹹冷。止消渇解酒毒。

193. **蛤蚧** (ごうかい)

肺を補う。腎を潤す。喘を定む。嗽を止む。鹹平。肺を補い腎を潤す。精を益し陽を助け、渇を治し淋を通じ、喘を定め嗽を止む。肺痿喀血、気虚、血竭の者之に宜し。広南に出ず。首は蟾蜍の如く、背は緑色、斑点は綿紋の如し。雄は蛤と為す。皮は粗く口は大きく、

身は小く尾は粗い。雌は蚧と為す。皮は細く口は尖り、身は大にして尾は小。雌雄相呼して、屢日に乃ち交り、両両相抱き、捕えし者之を擘けば、死すと雖も開かず。房術之を用いて甚だ効あり。牝牡を論ぜざるものは、只だ雑薬に入れるべし。口に少し許りを含み、奔走して喘ぜざる者は真なり。薬力は尾に在り。凡そ、使うに頭足を去る。鱗内の不淨及び肉毛を洗い去り、酥に炙り、或は蜜に炙り、或は酒に浸し焙り用う。

〔解〕蛤蚧は、ヤモリ科 Gekkonidae のオオヤモリ *Gekko gecko* である。
〔原文〕補肺、潤腎、定喘、止嗽。鹹平。補肺潤腎、益精助陽。治渇通淋、定喘止嗽、肺痿咯血、気虚、血竭者宜之。出廣南。首如蟾蜍、背緑色、斑點如綿紋。雄為蛤。皮粗口大、身小尾粗。雌為蚧、皮細口尖、身大尾小。雌雄相呼、屢日乃交、両両相抱、捕者擘之、雖死不開。房術用之甚效、不論牝牡者、只可入雑薬。口含少許、奔走不喘者真。薬力在尾。凡使去頭足、洗去鱗内不淨及肉、毛。酥炙、或蜜炙、或酒浸焙用。

194. **蜂蜜** (ほうみつ)

中を補い、燥を潤し、腸を滑らかにす。草木の精英、露気を合せ以て醸成す。生は性涼にして、能く熱を清す。熟性は温にて、能く中を補う。甘にして和す。故に毒を解す。柔にして沢、故に燥を潤う。甘緩は以て急を去るべし。故に心腹、肌肉、瘡瘍諸痛を止む。甘緩は可以て中を和し、故に能く營衛を調え、三焦を通し、衆病を除く。百薬を和し、甘草と功を同じくす。嗽を止め痢を治し、目を明らかにし、顔を悅す。同く薤白を搗き、湯火傷に塗る。煎煉して膠と成す。大便秘を通ず。然れども能、腸を滑にし、泄瀉と中満の

者は之を用うることを忌む。以て白にして膏の如き者は良し。銀石器を用いて、蜜一斤毎に水四両を入れ、桑火慢熬し、浮沫を掠去る、滴水成すに至る。珠を用い、蔥鮓萵苣同食を忌む。黄蠟、甘温。痛を止め、肌を生じ、下痢、續絶傷を療す。

〔解〕蜂蜜は、ミツバチ科 Apidae のヨーロッパミツバチ *Apis mellifera* Linne 又はトウヨウミツバチ *Apis indica* Radoszkowski（Apidae）が集めた花の蜜。

〔原文〕補中、潤燥、滑腸。草木精英、合露気以釀成。生性涼、能清熱。熟性温、能補中。甘而和、故解毒。柔而滑、故潤燥。甘緩可以去急、故止心腹、肌肉、瘡瘍諸痛。甘緩可以和中、故能調営衛、通三焦、除衆病、和百薬、而與甘草同功。止嗽治痢、明目悅顔。同薤白搗、涂湯火傷。煎煉成膠、通大便秘。然能滑腸、泄瀉與中満者忌用之。以白如膏者良用銀石器、毎蜜一斤入水四両、桑火慢熬、掠出浮沫、至滴水成珠用。忌蔥、鮮萵苣同食。黄蠟、甘温。止痛生肌、療下痢、續絶傷。

195. 露蜂房 (ろほうぼう)

宣。毒を解し、蟲を殺す。甘平。毒有り。驚癇瘛瘲、附骨癰疽、根在臟腑を治す。瘰癧瘻成るに塗る。風蟲牙痛を止む。小兒重舌に敷く。陰痿を起す。於樹に懸りて、風露に受る者を取りて、炙り用う。

〔解〕露蜂房は、スズメバチ科 Vespidae のキボシアシナガバチ *Polistes mandarinus* Saussure あるいはオオスズメバチ *Vespa mandarinia* Smith などの昆虫の巣。

〔原文〕宣。解毒、殺蟲。甘平有毒。治驚癇瘛瘲、附骨癰疽、根在臟腑、塗瘰癧成瘻。止風、蟲牙痛、敷小兒重舌、起陰痿。取懸於樹、受風露者、

灸用。

196. 白僵蠶 (びゃくきょうさん)

軽。風を去り、痰を化す。辛鹹微温。僵れて化せず。清化の気を得るが、故に能く風を治し痰を化し、結を散じ経を行す。其の気味倶に薄し。軽く浮かびて升り、肺肝胃の三経に入る。中風失音、頭風歯痛、喉痺咽腫、丹毒瘙癢、瘰癧結核、痰瘧血病、崩中帯下、小兒驚疳、鱗甲の如き膚を治す。乳汁を下し、瘢痕を滅す。若し諸症血虚によりて、風寒の客邪無き者は服すること勿れ。頭蠶色白く條直の者を以て良とす。糯米泔に浸すこと一日、桑涎浮出するを待ちて、漉し起し焙り乾かし、肉毛口甲を拭淨して、搗き用う。桑螵蛸、茯苓、茯神、桔梗、萆薢を悪む。蠶繭、甘温、能く膀胱の相火を瀉し、清気を引きて上は口に朝し。消渇を止む。癰疽頭無き者は、灰に焼き酒にて服す。雄蠶蛾性は熱く、精を固め陽を強くして、交接倦まざるを主る。

〔注〕漉は、さらう、こす意味。

〔解〕白僵蠶は、白殭蚕と同じであり、カイコガ科 Bombycidae のカイコ Bombyx mori L. の幼虫が、白殭病菌 Botrytis bassiana Bals. の感染により、硬直死した乾燥虫体。

〔原文〕軽、去風、化痰。辛鹹微温。僵而不腐、得清化之気、故能治風化痰、散結行経、其気味倶薄、軽浮而升、入肺肝胃三経。治中風失音、頭風歯痛、喉痺咽腫、丹毒瘙癢、瘰癧結核、痰瘧血病、崩中帯下、小兒驚疳、膚如鱗甲。下乳汁、滅瘢痕。若諸症由於血気而無風寒客邪者勿用。以頭蠶色白條直者良。糯米泔浸一日、待桑涎浮出、漉起焙乾、拭淨肉毛口甲。搗用。悪桑螵蛸、茯苓、茯神、桔梗、萆薢。蠶繭、甘温。

能瀉膀胱相火、引清気上朝於口、止消渇、癰疽無頭者、燒灰酒服。雄
蠶蛾性熱、主固精強陽、交接不倦。

197. 蝉蛻 (せんだつ) （蝉退 (せんたい)）

　軽、風熱を散ず。蝉は乃ち土木の餘気化す所、風露を飲みて食せ
ず。其の気清虚味甘にして寒、能く風熱を除く。其の殻は蛻と為る、
故に皮膚風熱瘡瘍を治す。其の体は軽浮、能く痘疹を発す。其の性
は善く蛻す。故に目翳を除く。生を催し胞を下す。其の声は清響、
故に中風の失音を治す。又た昼鳴き夜息む、能く小兒夜啼を止む。
蝉類甚だ多し、惟だ大にして色黒き者のみ薬に入る。泥土、翅足を
洗い去り、漿水にて煮、晒乾し用う。

〔解〕蝉退は、セミ科 Cicodidae のスジアカクマゼミ *Cryptotympana
atrata* Stal、*Platylomia pieli* Kato などの幼虫のぬけがらを乾燥したもの。

〔原文〕軽。散風熱。蟬乃土木餘気所化。飲風露而不食。其気清虚而
味甘寒、故除風熱。其殻為蛻、故治皮膚瘡瘍癮疹。其体軽浮、故発痘疹。
其性善蛻、故退目翳、催催下胞。其聲清響、故治中風失音。又晝鳴夜息、
能止小兒夜啼。蟬類甚多、惟大而色黒者入薬、洗去泥土、翅、足、漿
水煮、晒乾用。

198. 蠍 (さそり、かつ) （全蠍 (ぜんかつ)）

　宣。風を去る。甘辛毒有り。色青く木に属す。故に諸風眩掉、驚
癇搐掣、口眼喎斜、瘧疾風瘡、耳聾帯疝、厥陰風木の病、類中風、
慢脾驚を治す。虚に属する者は用いるを忌む。全用す。足を去り焙
り、或尾を用う。尾の力尤も緊。形緊小の者は良し。

〔注〕眩掉は、めまいのこと。驚癇搐掣は、驚いて痙攣する病気。口

眼喎斜は、顔面神経麻痺のこと。瘧疾は、マラリア様疾患。風瘡は、風の邪気による皮膚病。帯疝は、腹や腰の痛む病気。慢脾驚は、小児の慢性の痙攣性疾患で脾を障害して下痢嘔吐を生ずる病気のこと。

〔解〕蠍、牽正散などに配合される。

　蠍は、全蠍とも言い、トクササソリ科 Buthidae のキョクトウサソリ *Mesobuthus martensii* の全虫体である。

〔原文〕宣。去風。甘辛有毒。色青属木、故治諸風眩掉、驚癇搐掣、口眼喎斜、瘧疾風瘡、耳聾帯疝、厥陰風木之病、類中風、慢脾驚属虚者忌用。全用去足、焙、或用尾、尾力尤緊。形緊小者良。

199. **蜈蚣** (ごしょう)

　宣。風を去る。辛温毒有り。厥陰肝経に入り、善く走り能く散ず。臍風撮口、驚癇瘰癧、蛇癥、瘡甲を治す。胎を堕す。赤足黒頭の者を取りて、火に炙り、頭足尾甲を去り、將に薄荷葉の火を用いて煨用し、或は酒に炙る。蜘蛛、蜒蚰、雞屎、桑皮、塩を畏る。

〔注〕臍風撮口は、小児の口唇を堅く閉じ、魚の口のようにつぐむ症状を呈する病気。驚癇は、小児の急性痙攣性疾患。瘰癧は、頚部リンパ節結核のこと。蛇癥は、蛇を食して消化しないで腹部腫瘤となる病気。甲は、爪のこと。瘡甲は、爪の皮膚病。

〔解〕蜈蚣はオオムカデ科 Scolopendridae のトビズムカデ *Scolopendra subspinipes multidens* L. Koch の全体である。。

〔原文〕宣、去風辛溫有毒。入厥陰肝経。善走能散、治臍風撮口、驚癇瘰癧、蛇癥、瘡甲、殺蟲、墮胎。取赤足黒頭者、火炙、去頭足尾甲、將薄荷葉火煨用、或酒炙。畏蜘蛛、蜒蚰、雞屎、桑皮、塩。

200. 髪 (かみ)

　陰を補う。髪は血の餘。味苦微寒にて、足少陰厥陰に入り、陰を補い瘀を消す。諸の血疾を治す。灰に燒き鼻に吹き、衄を止め雞子黄に合し、煎じて水と為し、小兒驚熱を療す。諸薬を合して熬り膏にし、血を涼し瘀を去り肉を長ず。皂莢水に洗淨して、罐に入れ固めてやく。性を存し用う。胎髪は尤も良し、衰涸を補う。

〔解〕髪は、人の髪の毛である。

〔原文〕補陰。髪者血之餘。味苦微寒、入足少陰厥陰。補陰消瘀。治諸血疾、血痢血淋、燒灰吹鼻、止衄。合雞子黄、煎為水、療小児驚熱。合諸薬熬膏、涼血去瘀長肉。皂莢水洗淨、入罐固煅存性用。胎髪尤良、補衰涸。

201. 人乳 (じんにゅう)

　虚を補い、燥を潤す。甘鹹。五臓を潤す、血液を補う、消渇を止む、皮膚を澤し、風火の証を治す。本と血の化する所、目は血を得て而能く視を用う。赤澀涙多を點す。然れども性寒滑、臓寒え胃弱く人をして多く服す宜しからず。年少で無病の婦人の乳白にして稠の者を取り、兒の如く食す良し。黄赤清色、気腥穢の者、並に用うるに堪えず。或は曝晒し、茯苓粉を用いて收め、或は水頓、粉を取りて尤も良し。頓乳粉を取る法、小鍋に水を燒き滾し、銀瓢碗大の如きを用い、傾乳少し許り瓢に入れ、滾水上頓に浮べて、再び冷水上に浮べ立ちどころに乾き、刮り取り粉を用う、再頓再刮、粉皮法の攤の如くす。

〔解〕婦人の乳汁である。

〔原文〕補虚、潤燥。甘鹹。潤五臓、補血液、止消渇、澤皮膚、治風

火証。本血所化、目得血而能視、用點赤澀多涙。然性寒滑、臟寒胃弱人不宜多服。取年少無病婦人乳白而稠者、如兒食良。黄赤清色、気腥穢者、並不堪用。或曝晒、用茯苓粉收、或水頓、取粉尤良。取粉法、小鍋燒水滾、用銀瓢如碗大。傾乳少許入瓢、浮滾水上頓、再浮冷水上立乾、刮取粉用、再頓再刮、如攤粉皮法。

202. **紫河車** (しかしゃ)

大いに気血を補う。甘鹹性温。本と人の血気生ずる所、故に能く大いに気血を補う。一切の虚労損極を治す。恍惚して志を失い癲癇す。即ち胞衣、一名混沌皮なり。初胎及び無病の婦人の者を以て良し。胎毒有る者は人を害す。長流水に洗い極め淨め、酒に蒸し焙り乾し研り末す。或は煮て爛にし搗き碎き薬に入れ、亦た調和して煮食すべし。

〔解〕紫河車は、人の胎盤である。

〔原文〕紫河車大補気血。甘鹹性温。本人之血気所生、故能大補気血、治一切虚勞損極、恍惚失志癲癇。即胞衣、一名混沌皮。以初胎及無病婦人者良。有胎毒者害人。長流水洗極淨、酒蒸焙乾研末。或煮爛搗碎入薬、亦可調和煮食。

203. **童便** (どうべん)

平。火を瀉し、瘀血を散ず。鹹寒。能く肺火を引き下行す。膀胱より出づ、乃ち其の舊路、火を降し陰を滋し甚だ速し。肺を潤し瘀を散ず。肺痿失音、吐衄損傷、胞胎下らざるを治す。凡そ産後血暈、血を敗り肺に入り、陰虚久嗽、火蒸燎の如き者、惟だ此に以て之を治すべし。取十二歳以下の童子、葷、腥、酸、鹹を食ぜざる者は佳

し。頭尾を去り中間を取り一節清澈水の如き者用う。當に熱飲すべし。熱は則ち真気尚お存す。其の行は自ら速し、冷は則ち惟だ鹹寒の性有り。姜汁、韮汁を入れ更に好し。冬月に湯を用いて温之を温む。

〔注〕澈水は、清い水のこと。

〔解〕童便は、小児の尿である。

〔原文〕平。瀉火、散瘀血。鹹寒。能引肺火下行従膀胱出、乃其舊路降火。滋陰甚速。潤肺散瘀、治吐衄損傷、胞胎不下。凡産後血暈、敗血入肺、陰虚久嗽、火蒸如燎者、惟此可以治之。取十二歳以下童子。不食葷、腥、酸、鹹者佳。去頭尾、取中間一節清澈如水者、用當熱飲。熱則真氣尚存、其行自速、冷則惟有鹹寒之性。入姜汁、韮汁更好。冬月用湯温之。

参考文献

汪昂著『本草備要』（臨床本草薬理学選集第 1 冊）　オリエント出版社　1995

汪昂著『増補本草備要』台湾、大孚書局　中華民国 82 年

汪昂著『増補本草備要註釋』台湾、華聯出版社　中華民国 62 年

汪昂著『増補本草備要』台湾、文光図書　中華民国 81 年

汪昂著『本草備要』中国、人民衛生出版社　2005

汪昂著、寺師睦宗訓『臨床百味　本草備要』漢方三考塾　1986

唐慎微編著

　『経史證類大觀本草』台湾、国立中国医薬研究所出版　中華民国 75 年

唐慎微編著『政和経史類備用本草』台湾、南天書局　中華民国 65 年

中山医学院編『漢薬の臨床応用』医歯薬出版　1992

神戸中医学研究会編著『中医臨床のための中薬学』医歯薬出版　1992

創医会学術部編『漢方用語大辞典』燎原　1991

西山英雄著『漢方医語辞典』創元社　1976

江蘇新医学院編『中薬大辞典』上海科学技術出版社、小学館　1985

森由雄編著『神農本草経解説』源草社　2011

森由雄編著『名医別録解説』源草社　2018

森由雄編著『訂補薬性提要解説』源草社　2020

索　　引

索　引

※五十音順

170

おわりに

　著者は、2016 年より横浜薬科大学で漢方の講義をさせて頂いておりますが、その折、石毛敦教授からより分かりやすい『本草備要』の本の必要性について、お話を頂きました。その様な経過で、本書『本草備要解説』を、2016 年より書き始めました。2019 年、病気になり、一時中断しましたが、2020 年春頃に書き上げました。退院後、石毛敦教授には、大変なご迷惑をおかけ致しましたが、かえって温かい励ましを頂きました。深く感謝申し上げます。病を得ましたが、家族、友人を始め多くの人の助けによって精神的にも肉体的にも回復することができ、特に、日本薬科大学学長 丁宗鐵先生には、闘病生活を送っておりました著者に、優しく温かい励ましのお言葉と高価な漢方薬とを賜りました。涙があふれて止まりませんでした。自分の仕事は、漢方の裾野を広げることであると、以前から決めていましたので、漢方入門の方に必要な漢方の基本書籍の解説書を書き続けることを再度決意いたしました。

　なお、吉田幹治様、雁金太郎様には本の出版について大変お世話になりました。厚く御礼を申し上げます。

2020 年 11 月 3 日

森　由雄

編著者プロフィール

森 由雄 (もり よしお)

1956年生まれ
1981年 横浜市立大学医学部卒業
1983年 横浜市立大学医学部内科学第2講座入局
1988年 横浜市立大学医学部病理学第2講座研究生（～1991年）
1991年 森クリニック開業（横浜市金沢区）
1998年 東京大学大学院医学系研究科生体防御機能学講座特別研究生（～2003年）
2000年 医学博士（横浜市立大学）
2007年 横浜市立大学医学部非常勤講師（～2013年）
2016年 横浜薬科大学客員教授

主な著書
『症例から学ぶ傷寒論講義』たにぐち書店 2004年
『漢方処方のしくみと服薬指導』南山堂 2006年
『入門傷寒論』南山堂 2007年
『入門金匱要略』南山堂 2010年
『臨床医のための漢方診療ハンドブック』日経メディカル開発 2010年
『初学者のための漢方入門』源草社 2010年
『神農本草経解説』源草社 2011年
『ひと目でわかる方剤学』南山堂 2014年
『浅田宗伯・漢方内科学 橘窓書影解説』燎原 2015年
『すぐ探せる! 漢方エキス剤処方ハンドブック』日経メディカル開発 2016年
『名医別録解説』源草社 2018年
『文庫・傷寒論』源草社 2018年
『訂補薬性提要解説』源草社 2020年
『文庫・金匱要略』源草社 2020年
『入門針灸学』源草社 2020年

本草備要解説
ほんぞう　びよう　かいせつ

2021 年 3 月 1 日　第一刷発行

編著者　森　由雄

発行人　吉田幹治

発行所　有限会社 源草社

東京都千代田区神田神保町 1-19 ベラージュおとわ 2F 〒101-0051

TEL：03-5282-3540　FAX：03-5282-3541

URL：http://gensosha.net/　e-mail：info@gensosha.net

印刷：富士リプロ株式会社

乱丁・落丁本はお取り替えいたします。

©Yoshio Mori, 2021 Printed in Japan ISBN978-4-907892-31-9　C3047